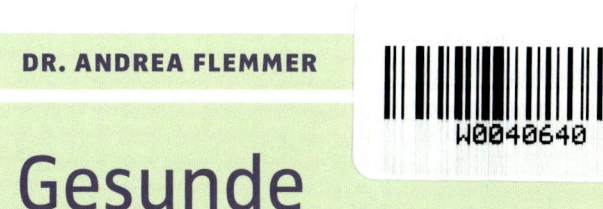

DR. ANDREA FLEMMER

Gesunde Ernährung ab 40

So bleiben Sie fit und leistungsfähig

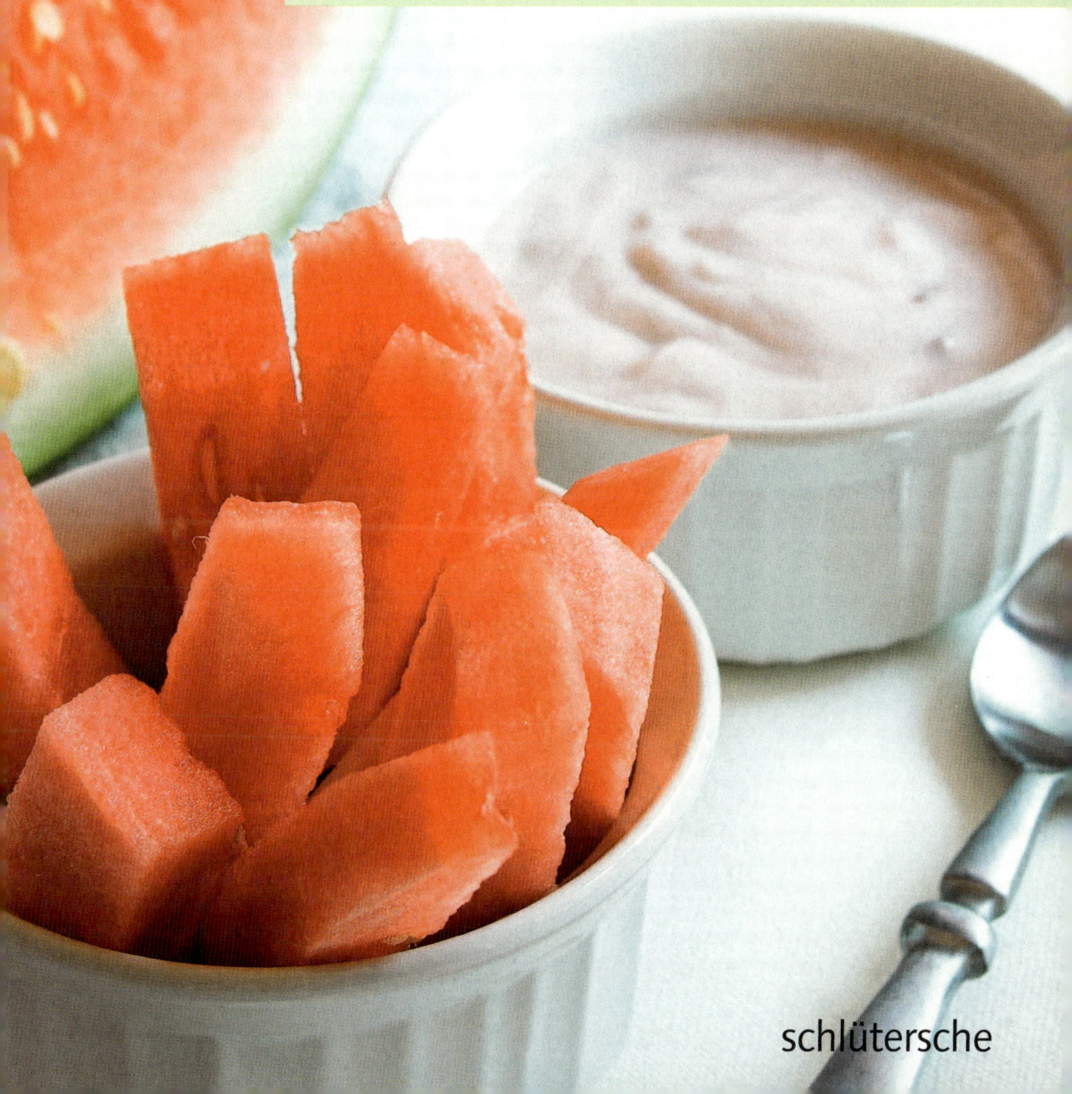

schlütersche

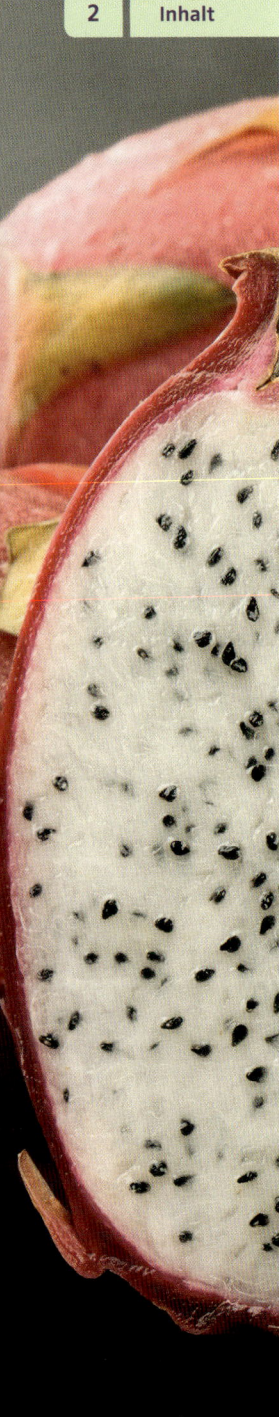

*»Im Grunde haben die Menschen
nur zwei Wünsche: Alt zu werden
und dabei jung zu bleiben.«*
Peter Bamm, deutscher Arzt,
Journalist und Schriftsteller

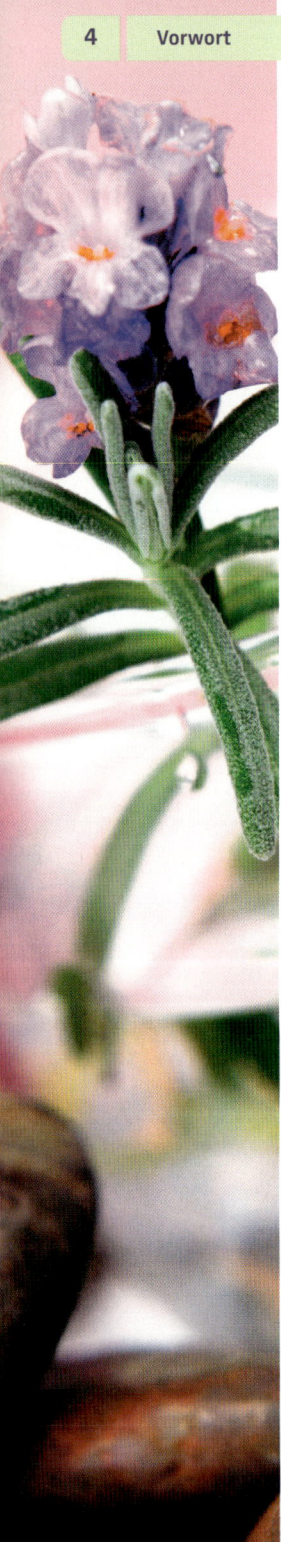

VORWORT

Liebe Leserin, lieber Leser,

der Alterungsprozess beginnt aus medizinischer Sicht bereits mit dem 40. Lebensjahr. Bei vielen von uns machen sich auch äußerlich die ersten Anzeichen bemerkbar. Wir bekommen graue Haare, Falten und trockenere Haut – der Körper verändert sich generell.

Wer sich genauso ernährt wie früher und sich kaum bewegt, nimmt zwangsläufig zu und kämpft oft vergebens gegen die zusätzlichen Kilos an. Besonders wenn Sie fettiges Essen mögen, fördern Sie eher Ablagerungen in den Gefäßen (Arteriosklerose). Und wer jetzt nichts für einen starken Knochenbau tut, wird früher seine Knochen schwinden sehen (Osteoporose).

»Nutzen Sie die vielfältigen Möglichkeiten, die unsere Zeit bietet – Möglichkeiten, um lange gesund zu bleiben oder sogar biologisch jünger zu werden.«

Doch es gibt auch eine gute Nachricht: Viele Beschwerden, die dem Alter zugeschrieben werden, können wir durch die richtige Auswahl an Lebensmitteln in den Griff bekommen. So bleiben wir auch im Alter munter, lebensfroh und leistungsfähig. Mit der entsprechenden Ernährung können wir vielen altersbedingten Krankheiten vorbeugen.

Welche Veränderungen mit zunehmendem Alter zu erwarten sind und wie Sie am besten darauf reagieren, stelle ich Ihnen in diesem Buch vor. Nutzen Sie die vielfältigen Möglichkeiten, die unsere Zeit bietet – Möglichkeiten, um lange gesund zu bleiben oder sogar biologisch jünger zu werden. Neueste wissenschaftliche Erkenntnisse zeigen, was Sie dafür tun können.

Natürlich werden wir definitiv älter – doch damit man Ihnen das nicht anmerkt, habe ich dieses Buch für Sie geschrieben.

Gesund jung zu bleiben, wünscht Ihnen

Ihre
Dr. Andrea Flemmer

»Viele Beschwerden, die dem Alter zugeschrieben werden, können wir durch die richtige Auswahl an Lebensmitteln in den Griff bekommen.«

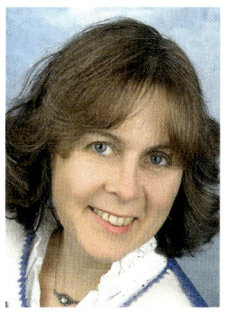

Dr. Andrea Flemmer

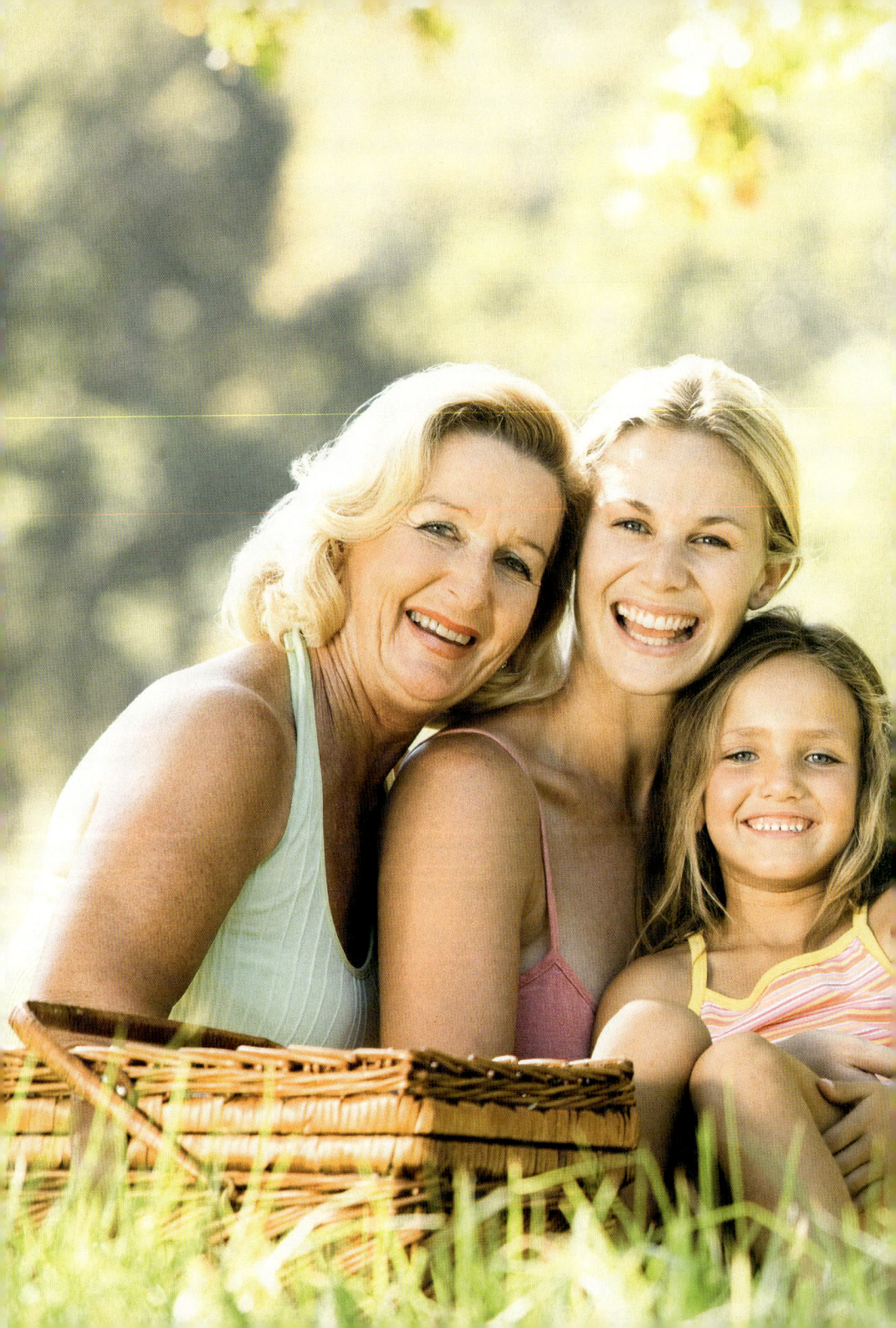

WARUM WERDEN WIR ÄLTER UND WIE VERÄNDERT SICH UNSER KÖRPER?

Seien wir mal ehrlich: Beim Thema Alter bekommen wir weiche Knie. Obwohl wir selbstbewusst sind, unsere Lebenserfahrung schätzen und auf unsere Lachfältchen stolz sind, würden wir doch lieber jung und vital aussehen. Warum bekommen wir Falten? Und wie verändert sich unser Körper über die Jahre?

Als wir jung waren, erschien uns der Zeitraum der Jugend ewig – und dann kam plötzlich der 40. oder 50. Geburtstag. Vom morgendlichen Blick in den Spiegel – nach einer kurzen Nacht, nach Ärger oder Stress – wenden wir uns lieber ab. Vieles, was wir früher locker weggesteckt haben, hinterlässt heute deutliche Spuren. Geht es Ihnen auch so? Wunderbar, dann haben Sie das richtige Buch gekauft. Denn Sie wollen sich sicherlich nicht damit abfinden, dass man Ihnen Ihre Jahre ansieht oder anmerkt.

Erfreulicherweise kann man heute länger jung bleiben als früher. Dies zeigt sich ganz deutlich im veränderten Lebensgefühl. Umfragen zufolge fühlen sich Menschen über 70 durchschnittlich 13 Jahre jünger, und dieser Zeitraum verlängert sich, je älter wir werden. Selbstverständlich hängt das maßgeblich von unserem Gesundheitszustand ab. Wichtig ist, dass wir nicht in das „Ja-so-ist-das-eben-wenn-man-älter-wird"-Syndrom hineingleiten und mit dieser Haltung verpassen, jung und fit zu bleiben.

„Altsein" ist nicht mehr unbedingt mit dem Erreichen eines bestimmten Lebensalters verknüpft, sondern vielmehr mit Begriffen wie Einsamkeit, Abhängigkeit, abnehmende Leistungsfähigkeit und Krankheit. Der Anti-Aging-Trend bietet viele Möglichkeiten zu verhindern, dass sich der jugendliche Geist in einem zu alten Körper gefangen fühlt. Nicht ein langes „Altsein", sondern ein langes „Jungbleiben" ist erstrebenswert. Wie uns dabei die richtige Ernährung helfen kann, können Sie in diesem Buch nachlesen.

Die durchschnittliche Lebenserwartung steigt in Deutschland immer weiter an. Die Hälfte aller Kinder, die heute geboren werden, soll angeblich 100 Jahre alt werden – viele davon verderben sich diese Möglichkeit durch falsche Essgewohnheiten. Generell hat sich unsere Lebensdauer in den letzten 100 Jahren um gut 30 Jahre verlängert, in einzelnen Fällen sogar bis zu einem gesunden Alter von mehr als 110 Jahren.

!

Egal, ob wir mit dem Thema Älterwerden souverän oder panisch umgehen: Zurückdrehen kann man die Jahre nicht.

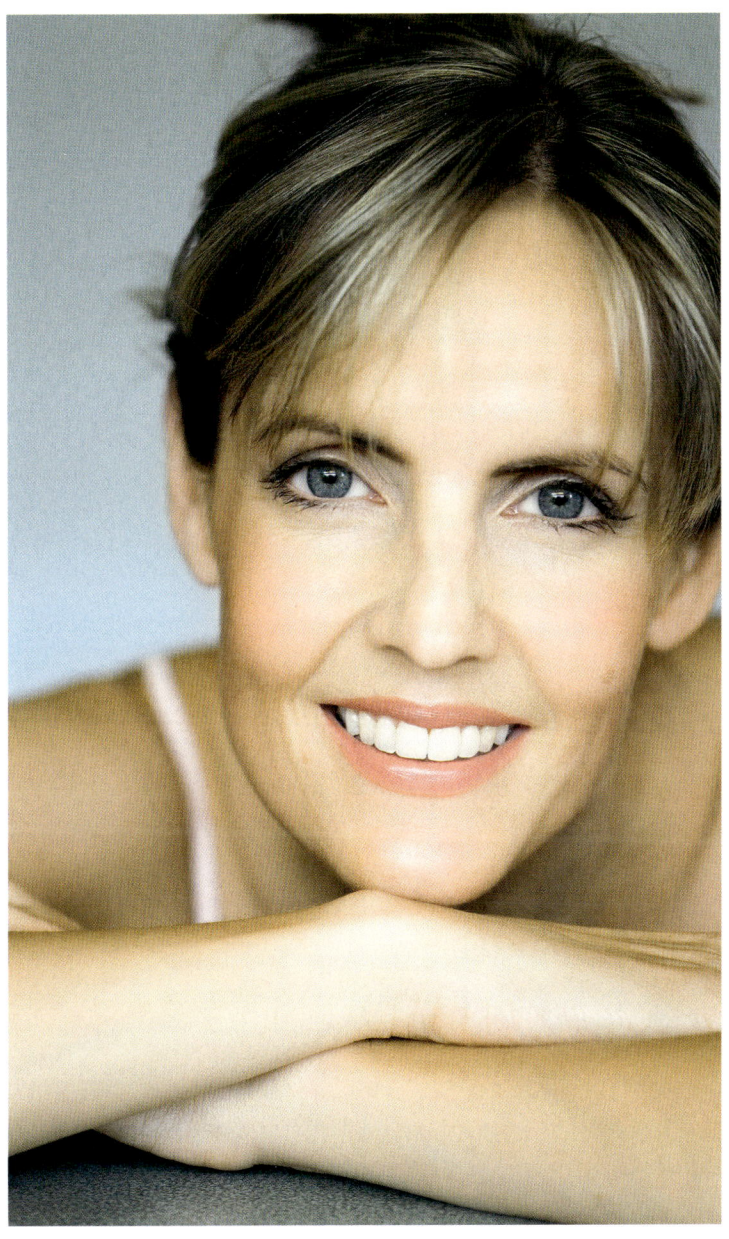

Die richtige Ernährung kann dazu beitragen, dass wir lange jung bleiben.

In der Vorzeit betrug die durchschnittliche Lebenserwartung des Menschen weniger als 15 Jahre. Im Römischen Reich erreichte sie 30 Jahre. Im Deutschland vor 1890 lebte man noch weniger als 40 Jahre. Auch 1950 lag die Lebenserwartung noch unter 70 Jahren.

Heute liegt die durchschnittliche Lebenserwartung für Männer bei 77 und für Frauen bei 82 Jahren.

Etwa 6400 Hundertjährige leben zurzeit in der Bundesrepublik. Weltweit liegen wir damit auf Platz 25 der Statistik – also nicht unter den Ersten. Auch die Zusammensetzung der Bevölkerung ändert sich dramatisch. So war 2010 jeder dritte Deutsche über 50 Jahre alt, 2040 wird das bereits jeder zweite sein. Ab dem Jahr 2070, so sagen Statistiker, werden die Kinder mit einer durchschnittlichen Lebenserwartung von 100 Jahren auf die Welt kommen.

Die Grenzen unserer Lebensspanne
Unsere Lebensspanne ist begrenzt – und zwar auf theoretische 120 Jahre. Leider gibt es keinen Jungbrunnen, in den man alt hineinsteigt und auf der anderen Seite knackig frisch herauskommt. Heerscharen von Wissenschaftlern auf der ganzen Welt versuchen den Alterungsprozess zu ergründen. Bis heute haben sie vier Ursachen ausgemacht:
1. unsere Gene,
2. zu viel Bauchfett,
3. die sogenannten freien Radikale und
4. ein mit zunehmendem Alter sinkender Hormonspiegel, wobei nicht ganz klar ist, ob er Ursache oder Folge des Alterns ist.

Das Risiko, im Alter krank oder gar pflegebedürftig zu werden, ist statistisch gesunken. Wir werden zum Glück immer gesünder älter. Das hat es noch nie gegeben: so viele alte Menschen, die so

Achten Sie auf Ihr Gewicht, denn wer schlank ist, verlängert seine krankheitsfreie Lebensspanne.

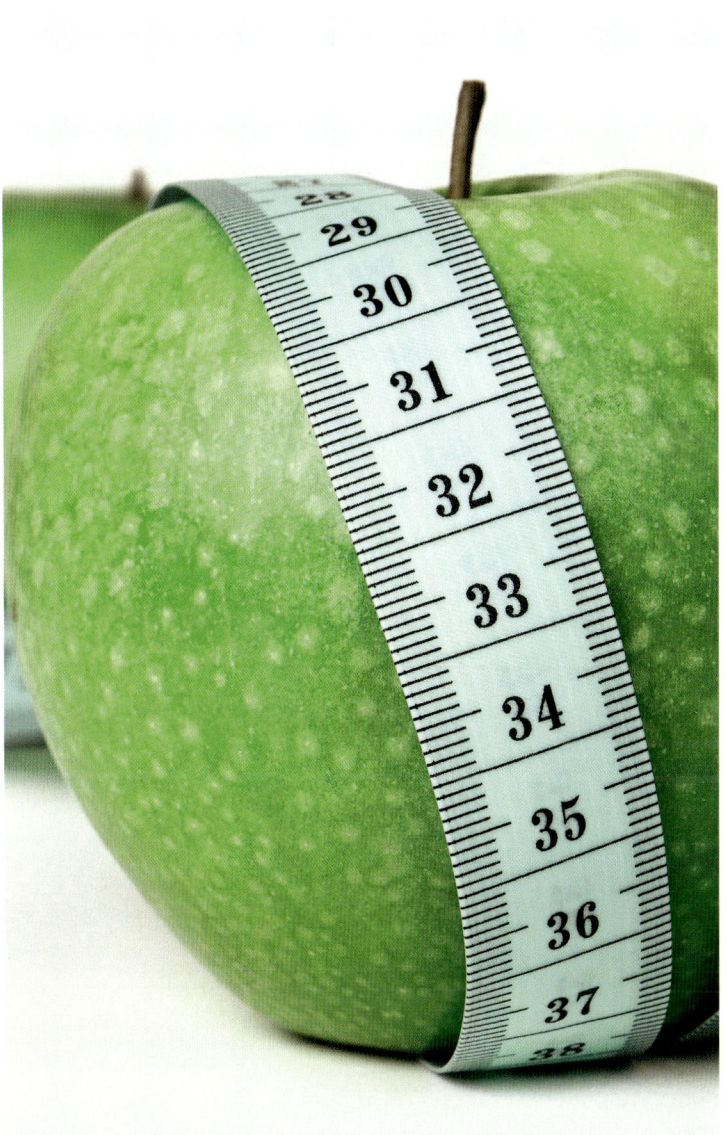

> **!**
>
> Das Risiko, im Alter krank oder gar pflegebedürftig zu werden, ist statistisch gesunken.

komfortabel leben und so fit sind wie in unserer Zeit. Die heutigen 60-, 70-, 80- oder gar 90-Jährigen erfüllen nicht mehr die Klischees vom „alten Menschen". Prof. Ursula M. Staudinger, Altersforscherin an der Jacobs University Bremen, meint dazu: „Nur am Ende des Lebens haben wir – im Durchschnitt – auch Jahre der Pflegebedürftigkeit oder Krankheit. Aber dieser Teil scheint immer kleiner zu werden. Die Krankheitsphase drückt sich zusammen wie eine Ziehharmonika."

Dennoch steht das Krankenkassensystem vor immer größeren Herausforderungen. Daher müssen sich Menschen im jungen und mittleren Alter die Frage stellen: Wie lebe ich länger gesund mit weniger Geld? Eine Antwort darauf ist: Eine Verlängerung der krankheitsfreien Lebensspanne mit einer optimalen Lebensqualität auch wenn man älter wird kann durch entsprechende Ernährung durchaus möglich werden.

Das biologische und das biografische Alter

Vielleicht sind Sie 60 Jahre alt und fühlen sich wie 45? In diesem Fall könnten Sie Recht haben, denn das Alter, das im Pass steht, das sogenannte chronologische oder biografische Alter, ist nicht zwangsweise identisch mit Ihrem biologischen Alter.

Das biologische Alter beschreibt den Zustand und die Fitness von Körper und Geist. Bei ein und demselben Menschen kann das biologische Alter ganz unterschiedlich sein. Betrachten wir beispielsweise einen durchtrainierten Sportler. Sein Herz kann in einer ausgezeichneten Verfassung und damit biologisch jünger sein, als es dem biografischen Alter entspricht. Seine Gelenke jedoch können deutlich stärkere Verschleißerscheinungen aufweisen, als es für die Anzahl seiner biografischen Lebensjahre typisch wäre.

> **!**
>
> Biografisches Alter: Altersangabe, die sich nach dem Geburtsdatum errechnet.

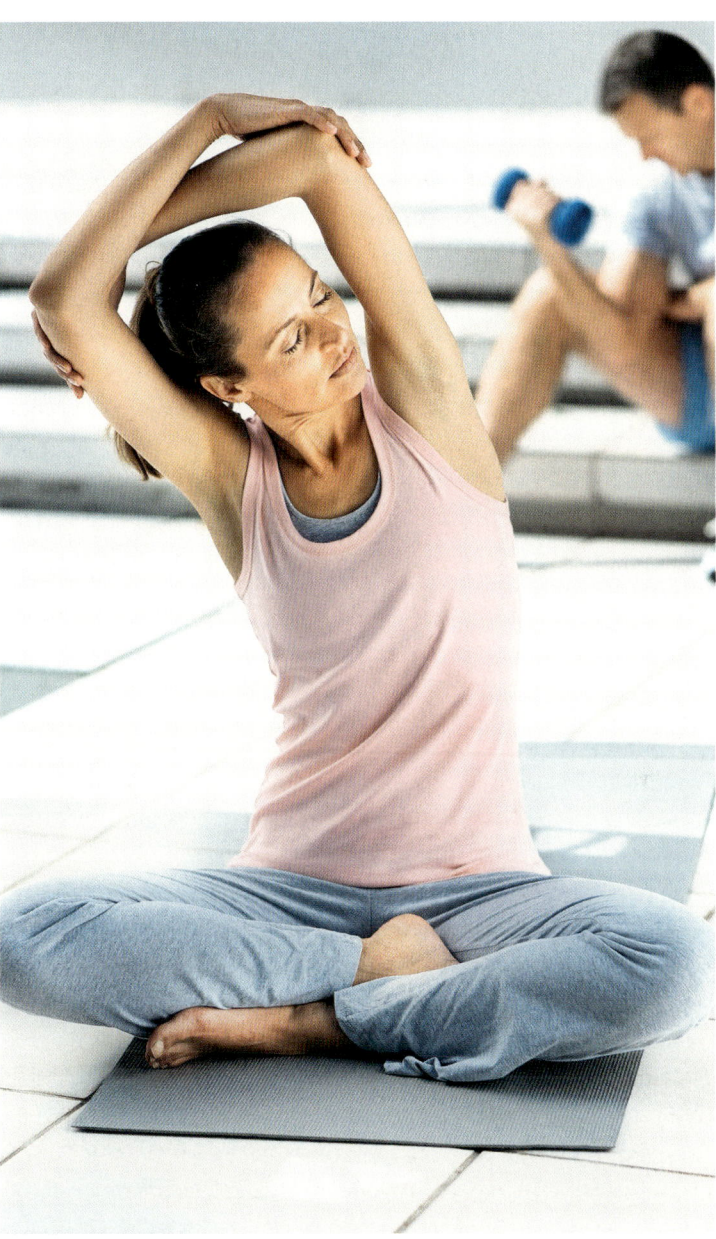

Das biologische Alter beschreibt die körperliche und geistige Fitness. Beides können Sie durch einen aktiven Lebensstil positiv beeinflussen.

> **!**
>
> Biologisches Alter:
> individueller
> körperlicher
> Zustand eines
> Menschen.

Mithilfe verschiedener Testverfahren versuchen Forscher der Universität Leipzig seit über 30 Jahren, das biologische Alter zu bestimmen. Dafür erfassen sie körperliche, psychische und soziale Merkmale, bewerten sie und rechnen sie zu einem sogenannten biologischen Index hoch. Daraus schließen sie auf das biologische Alter. Eine hundertprozentige Einstufung dürfte trotzdem schwierig sein. Man weiß inzwischen jedoch, dass das biologische vom biografischen Alter schon mal zehn oder 15 Jahre abweichen kann – nach oben oder nach unten. Man fand heraus, dass besonders Schichtarbeiter schlecht abschneiden sowie Menschen, die jahrelang in Braunkohlegruben gearbeitet haben und Staub sowie Lärm ausgesetzt waren. Raucher und Übergewichtige altern demnach ebenfalls schneller.

Die Unterschiede zwischen biologischem und biografischem Alter liegen zum einen in der Veranlagung (beispielsweise bei angeborenen Stoffwechselstörungen). Zum anderen unterliegen sie stark äußeren Einflüssen – auch Umwelteinflüsse genannt. Dazu gehören:

- fettreiche Ernährung
- Stress
- Rauchen
- regelmäßiger Alkoholgenuss
- Bewegungsmangel

Diese Faktoren lassen den Körper vorzeitig altern. Ein gesunder Lebensstil dagegen hält länger jung und fit. Auch unser Verstand lässt sich durch ständige Herausforderungen leistungsfähig erhalten. Heute weiß man, dass Menschen, die sich ihr Leben lang für neue Dinge interessieren, noch mit 60 Jahren geistig leistungsfähiger sein können als mancher Mittvierziger, der kaum Interesse an seiner Umwelt hat.

Was passiert mit dem Körper, wenn wir älter werden?

Im Alter von sechs Jahren denkt man, die aus der vierten Klasse sind schon mächtig erwachsen. Dasselbe gilt für Zwölfjährige, wenn sie Mitschüler aus der zehnten Klasse sehen. Man kann es gar nicht glauben, dass man selbst einmal so alt wird und fiebert dem Älterwerden erst einmal entgegen. Dann schließt man die Schule ab, anschließend die Ausbildung, arbeitet einige Zeit lang und gründet eine Familie. Sobald die Kinder kommen, beginnt die Zeit zu rasen. Ein Jahr ums andere vergeht, die ersten Fältchen kommen, man findet schließlich Pölsterchen auf der Hüfte und die Knie zwacken beim Treppensteigen. Aber warum ist das so? Was passiert mit unserem Körper? Was ändert sich, wenn man älter wird?

Wir nehmen zu

War es als junger Mensch schon oft nicht leicht, eine gute Figur zu halten, so wird es erst richtig schwierig, wenn man älter wird. Schuld daran sind unter anderem die Hormone: Die Schilddrüse drosselt die Bildung derjenigen Hormone, die den Organismus auf Trab halten und den Stoffwechsel regulieren. Das Tempo des Stoffwechsels nimmt ab, die aufgenommene Energie verbrennt bis zu 15 Prozent langsamer. Außerdem reduziert sich der Östro-

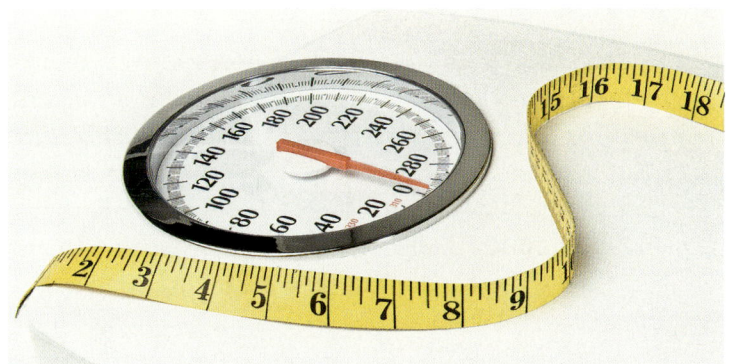

Ab 40 nimmt das Tempo des Stoffwechsels ab – und wir nehmen leichter zu.

!

Wenn wir älter
werden, nimmt das
Tempo des Stoff-
wechsels ab.

genanteil im Körper. Die Folge: Der Appetit nimmt gleichzeitig zu. Hinzu kommt, dass die Muskelmasse des Körpers abnimmt, vor allem bei denjenigen, die sich sowieso sparsam bewegen. Wer Sport treibt (dreimal die Woche eine Stunde) oder sich im Beruf viel bewegt, wie Service- oder Pflegepersonal, verbraucht mehr Kalorien als Bewegungsmuffel.

Durchschnittlicher Kalorienbedarf nach Altersstufen gestaffelt

KALORIENVERBRAUCH PRO TAG IN KCAL	BEI MÄSSIGER BEWEGUNG	BEI VIEL BEWEGUNG
25–50 Jahre		
Frauen	2100	2700
Männer	2600	3500
51–64 Jahre		
Frauen	1900	2500
Männer	2350	3200
über 65 Jahre		
Frauen	1700	2300
Männer	2150	2800

aus: DACH: Referenzwerte für die Nährstoffzufuhr 2000

Unsere Muskelmasse nimmt ab

Die Muskelmasse macht in jungen Jahren bis zu 30 Prozent des Körpers aus; bis zum 75. Geburtstag können es bis zu 40 Prozent weniger sein. Nun könnte man annehmen, dass weniger Muskeln auch weniger Kilos auf die Waage bringen. Das ist leider nicht so, denn das ehemals fettfreie Muskelgewebe wird zu gewichtigen Fettzellen umgebaut. Der entscheidende Grund dafür ist, dass wir uns weniger bewegen und somit weniger Muskeln benötigen. Das bedeutet: Jeder Schritt, den wir mehr tun, bremst den Muskelabbau. Bewegung kurbelt außerdem alle Körperfunktionen an und fördert die Durchblutung. Auch das Gehirn verbessert dadurch seine Funktion, denn Bewegung bedeutet ein intensives Koordinationstraining für unsere Denkzentrale. Unsere kleinen grauen Zellen profitieren somit von einem aktiven Lebensstil. Außerdem setzt Bewegung Glückshormone frei.

Auch die Organe verändern sich, sie werden kleiner. Nieren, Leber und Lunge bilden sich um mehr als zehn Prozent zurück. Eine italienische Studie kam zu dem Ergebnis, dass Fett- und Kalorienverbrennung bei älteren Männern mit der Lungenfunktion zusammenhängen: „Wird sie schwächer, wächst das Fett".

!

Jeder gemachte Schritt bremst den Muskelabbau und kurbelt alle Körperfunktionen an.

Der Grundumsatz sinkt

Der Grundumsatz ist die Energie, die wir zur Aufrechterhaltung wichtiger Körperfunktionen benötigen, auch wenn wir nichts tun, uns nicht bewegen oder mit dem „Kopf arbeiten". Auch dieser Grundumsatz nimmt mit zunehmendem Alter ab. Die meiste Energie benötigt das Gehirn. Werden Muskeln durch Fettgewebe ersetzt, sinkt der Grundumsatz weiter.

Der Vitaminbedarf steigt

Obwohl wir weniger Kalorien benötigen, brauchen wir mehr Vitamine und andere wertvolle Nährstoffe, denn unsere Zellen werden mit der Zeit reparaturanfälliger. Zu diesem Zweck benötigen

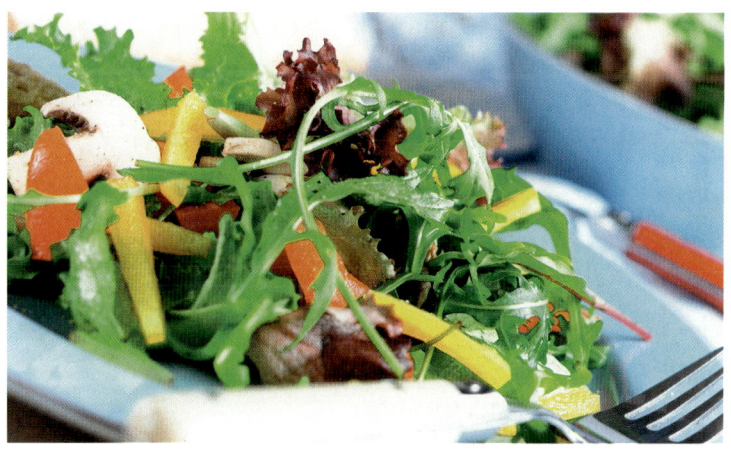

Essen Sie ausreichend vitaminreiche Lebensmittel, denn unsere Zellen werden im Laufe der Zeit reparaturanfälliger.

wir auch Mineralstoffe (siehe auch Kapitel „Diese Nährstoffe sind jetzt wichtig").

Körperwasser und Knochenmasse werden weniger

Unser Körper besteht zum größten Teil aus Wasser. Je älter wir werden, desto weniger wird es jedoch. Mit 30 Jahren sind es noch etwa 65 Prozent, später nur noch etwa 55 Prozent des Körpers.

Auch die Knochenmasse geht zurück – mit der Folge, dass wir im wahrsten Sinne des Wortes schrumpfen. Dies betrifft Frauen stärker als Männer. Männer verlieren zwischen dem 30. und 70. Lebensjahr etwa drei Zentimeter an Körpergröße, Frauen im gleichen Zeitraum bis zu fünf Zentimeter. Das bedeutet, dass man bei gleichem Gewicht sozusagen breiter und relativ zur Körpergröße schwerer wird. Der sogenannte Body-Mass-Index (BMI) nimmt zu (siehe auch Kapitel „Figurprobleme ab 40 – so beugen Sie vor").

Das Immunsystem wird schwächer

!

Je älter wir werden, desto schwächer wird das Immunsystem.

Sie haben es sicher schon öfter gehört: Das Immunsystem wird mit zunehmendem Alter schwächer. In höheren Lebensjahren ist man durch Infektionen stärker gefährdet. Grippe, Lungenentzündungen oder Gürtelrose bekommen vorwiegend Menschen mit geschwächter Immunabwehr. Auch Krebserkrankungen werden mit zunehmendem Alter häufiger. Doch gerade hier können Sie mit der richtigen Ernährung viel erreichen.

Haut und Haare verändern sich

An den Haaren merken Sie deutlich, dass Sie älter werden: Sie werden grau. Grund dafür sind die sogenannten Melanozyten, die farbbildenden Zellen an den Haarwurzeln, die das Farbpigment Melanin produzieren. Sie arbeiten mit zunehmendem Alter unregelmäßiger und wollen irgendwann gar nicht mehr. Neben unseren pigmentierten, farbigen Haaren tauchen dann immer

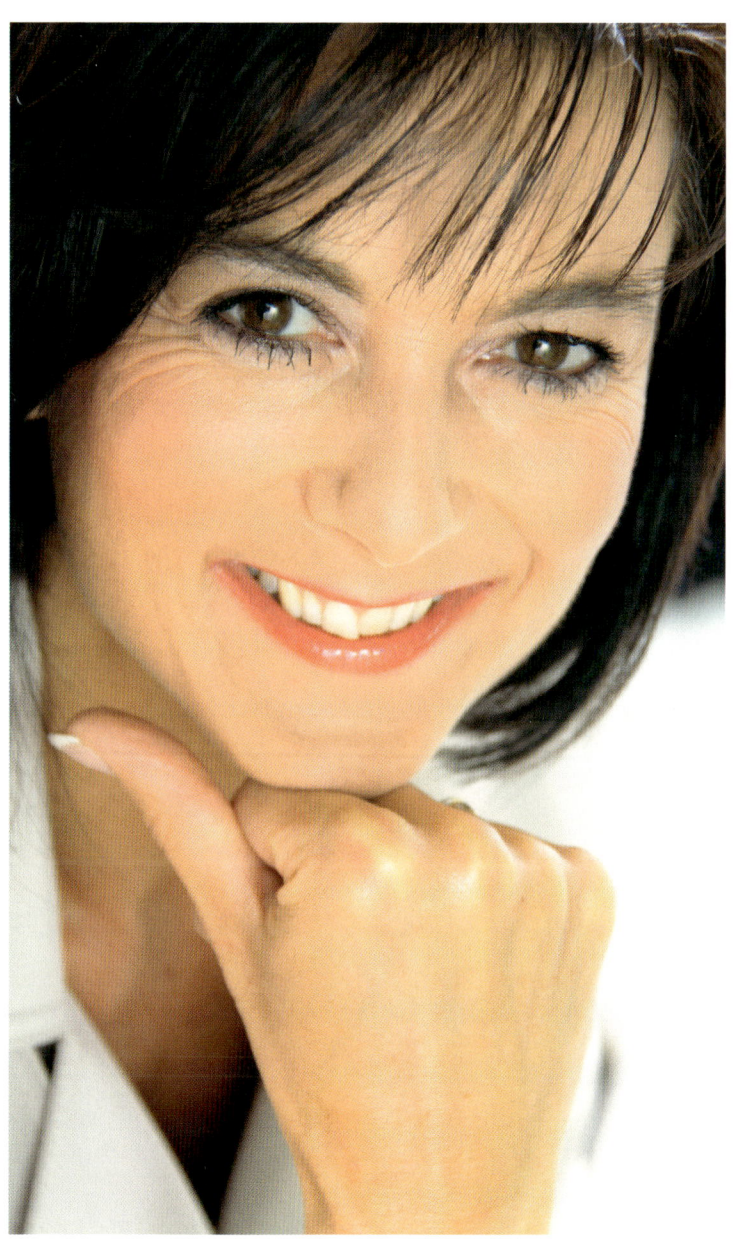

Auch jenseits der 50 können Sie gesund und vital bleiben.

!

Durch Sonnenein-strahlung und Rauchen leidet die Haut unter oxidativem Stress und wird faltig.

mehr unpigmentierte, also graue auf. Mit 50 Jahren ist oft schon jedes zweite Haar grau. Die Einwirkung der Sonne spielt hier ebenfalls eine negative Rolle.

Aber auch die Haut als größtes Körperorgan ist vom Alte-rungsprozess betroffen: Sie wird runzlig und dies umso stärker, je mehr wir uns in der Sonne aufhalten. Auch Rauchen lässt die Haut altern. Der Grund: Sowohl Sonneneinstrahlung als auch Rauchen lassen die Haut unter oxidativem Stress leiden. Die so entstehenden freien Radikale greifen die kollagenen Fasern der Haut an – die Haut verliert an Festigkeit.

Die Alkoholverträglichkeit nimmt ab

!

Wein oder Bier werden nicht mehr so gut vertragen wie in der Jugend.

So gerne ich Ihnen positive Nachrichten übermitteln würde – bessere Alkoholverträglichkeit ab 40 gehört nicht dazu. Die Enzy-me, die den Alkohol abbauen, werden mit der Zeit langsamer, das heißt, wir vertragen Alkohol noch schlechter als bisher schon. Dabei sind geringe Mengen des Getränks durchaus nicht schäd-lich. Wenig davon macht das Blut dünnflüssiger, schützt also in gewissem Umfang vor Herzinfarkt. Alkohol hemmt die Blutgerin-nung, „putzt die Adern von Ablagerungen und senkt den Blutzu-cker", so die Stiftung Warentest. Das alles jedoch nur in einem sehr begrenzten Umfang. Bei Männern entspricht die gesunde, tägliche Menge etwa einem Glas Rotwein, bei Frauen ist es sogar nur ein halbes. Diese Grenze sollte man unbedingt beachten, denn bereits wenig Alkohol lässt Gehirnzellen absterben. Außer-dem kann er süchtig machen, die Potenz beeinträchtigen, den Appetit anregen – und er enthält jede Menge Kalorien.

Wer hat an der Uhr gedreht?

Vielleicht erinnern Sie sich an die Zeichentrickserie „Paulchen Panther". Am Ende jeder Folge ertönte das Lied „Wer hat an der Uhr gedreht? Ist es wirklich schon so spät?". Das denkt sich vermutlich jeder, der nach seinem Geburtstag mindestens eine Fünf an erster Stelle seiner Altersangabe findet. Zurückdrehen kann man die Zeit selbst leider nicht, mithilfe der Ernährungstipps dieses Buches, ausreichender Bewegung und gezielter Entspannung kann man die eigene biologische Uhr aber ein wenig zurückstellen.

> **!**
>
> Um bis zu zehn Jahre, versprechen die Optimisten unter den Ärzten, kann man sein biologisches Alter reduzieren.

Wieder jünger zu werden versucht man seit ewigen Zeiten, manchmal mit seltsamen Methoden. In den 1970er- und 1980er-Jahren waren Frischzellen vom Schaf en vogue. Das Spritzen der Zellen war nicht nur teuer, sondern lebensgefährlich. Allergische Schocks brachten so manchen auf die Intensivstation statt in den Jungbrunnen – bis die Methode schließlich verboten wurde. Zurzeit versucht man es immer noch mit Hormonen. Die Anti-Aging-Versprechungen sind ebenso teuer wie märchenhaft. Wissenschaftliche Untersuchungen fehlen – insbesondere bezüglich der Sicherheit. Von Östrogenen weiß man immerhin, dass bei der Einnahme ein höheres Krebsrisiko nicht ausgeschlossen werden kann.

Was ist das Altern überhaupt und warum altern wir?

Was bedeutet „Altern" und welche Ursachen kennt man dafür? Ganz allgemein versteht man unter Altern eine nicht rückgängig zu machende und zeitabhängige Veränderung von Struktur und Funktion lebender Systeme. Dabei zeigt sich das Altern als eine Abnahme der Anpassungsfähigkeit gegenüber Umwelteinflüssen.

!

Gene sind die einzige Ursache für das Altern, die wir nicht beeinflussen können.

Unsere Gene spielen eine wichtige Rolle dabei, wie wir alt werden.

Die Veranlagung

Ein Blick auf Eltern und Großeltern zeigt deutlich, dass unsere Gene eine wichtige Rolle dabei spielen, wie alt wir werden. Sie sind zudem die einzige Ursache für das Altern, die wir nicht beeinflussen können. Gene bestimmen jedoch maximal zu einem Drittel, wie wir altern. Die restlichen zwei Drittel werden nach heutigem Forschungsstand von anderen Verursachern ausgelöst – und auf die können Sie zu Ihren Gunsten einwirken.

Wissenschaftler haben in unserem Erbmaterial die „Schuldigen" entdeckt, die uns eine begrenzte Lebenserwartung bescheren: die sogenannten Telomere. Sie befinden sich – ähnlich einer Schutzkappe – an den Enden unserer Chromosomen, den Strukturen, die unser Erbmaterial enthalten. Bei jeder Zellteilung, also dem Wachstum der Zellen, wird ein Stück dieser Telomere abgeschnitten. Dies geschieht so lange, bis zu wenig von ihnen übrig geblieben ist. Dann stirbt die Zelle.

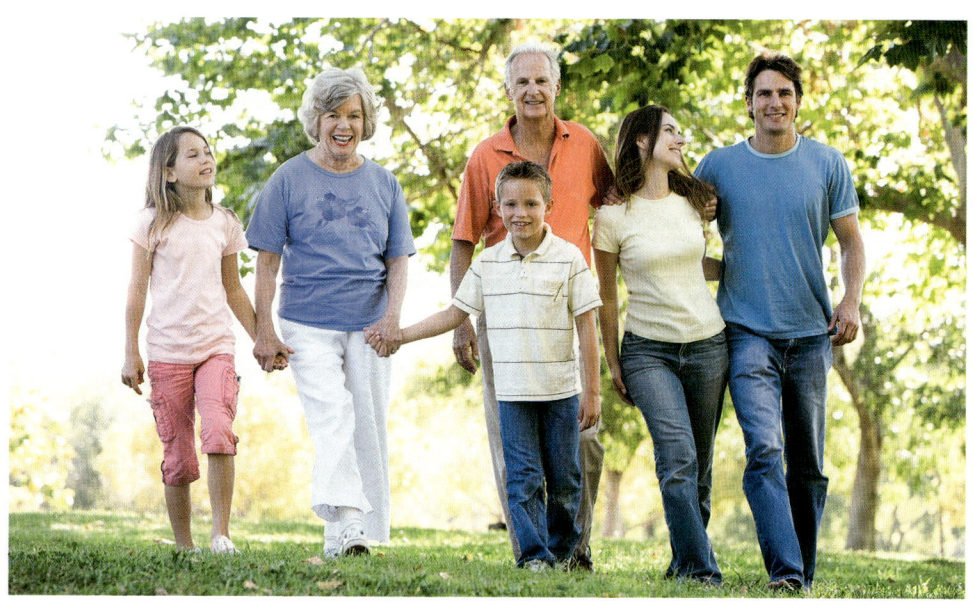

Je länger also diese Erbsubstanz-Endstücke sind, desto länger können wir theoretisch leben. Derjenige, der mit besonders langen Telomeren ausgestattet ist, kann bei entsprechender Lebensführung steinalt werden.

Unser natürlicher Reparaturdienst bessert nach jeder Zellteilung zudem die Schäden am Erbmaterial aus, die im Laufe der Zeit entstehen. Je besser unser Immunsystem funktioniert, desto besser können wir diejenigen Zellen aussortieren, die nicht mehr repariert werden können.

Durch intelligentes Verhalten lässt sich oft verhindern, dass eine genetische Veranlagung das Älterwerden beschleunigt. Hierbei spielen Umwelteinflüsse, Lebensführung und manchmal sogar nur der Zufall eine Rolle. Gibt es etwa in der nahen Verwandtschaft einen Fall von Typ-2-Diabetes, so kann man diese Erkrankung in der Regel verhindern, wenn man schlank bleibt, sich entsprechend ernährt und bewegt – auch wenn man selbst eine Veranlagung für die Krankheit hat. Ähnliches gilt für Osteoporose.

> **!**
> Je länger die Telomere eines Menschen, desto länger kann er leben.

Die freien Radikale

Mit etwa 20 Jahren ist das Wachstum abgeschlossen. Entzündungsvorgänge in den Zellen nehmen zu, die Fähigkeit, daraus entstehende Schäden zu reparieren, nimmt ab. Die Folge: Wir altern und werden leichter krank. Nach wissenschaftlichen Erkenntnissen spielen die sogenannten freien Radikale hier eine große Rolle. Eigentlich sollen sie unsere Körperzellen gegen Eindringlinge wie Viren und Bakterien verteidigen, dabei schädigen sie jedoch die Körperzellen durch oxidativen Stress. Körpereigene Hormone und Enzyme begrenzen die Schäden.

Leider nehmen die freien Radikale im Alter zu. Insbesondere, wenn unser Körper gezwungen ist, Umweltgiften entgegenzuwirken, wie sie etwa durch das Rauchen entstehen. Je mehr der Körper davon verarbeiten muss, desto eher sterben körpereigene

> **!**
> Durch den Zelltod schreitet die Alterung voran.

Zellen ab: Sauerstoff kann weniger verarbeitet werden, die Energieproduktion der betroffenen Zellen sinkt und Schäden nehmen überhand.

Wir müssen atmen und essen. Leider essen wir in der Regel zu oft und zu viel, was zu einem dicken Bauch führt. Außerdem entstehen in den Zellen am Ende jeder Kohlenhydrat- und Fettverbrennung freie Radikale als Abfallprodukte. Dabei handelt es sich um aggressive Substanzen, die jeder unserer schätzungsweise 100 Billionen Zellen täglich immense Schäden zufügen. Dies kann die Zellstruktur und sogar die Erbsubstanz der Zellen zerstören. Im schlimmsten Fall entsteht Krebs.

Das ist leider noch nicht alles. Neben diesen freien Stoffwechselradikalen entstehen direkt in der Haut weitere Radikale, durch UV-Licht, Tabakrauch oder Umweltgifte wie Ozon. Sie sorgen für eine frühzeitige Hautalterung. Etwa 80 Prozent unserer Gesichtsfalten gehen allein auf das Konto der UV-Strahlen zurück – genauer gesagt auf das der freien Radikale, die beim Sonnenbaden ohne Sonnenschutz in der Haut entstehen. Die gute Nachricht ist: Wir können den körpereigenen Reparaturprozess durch entsprechende Ernährung unterstützen und dem schadhaften Wirken der Radikale vorbeugen.

!

Rauchen, Umweltgifte und übertriebene Sonnenbäder fördern das Altern.

Je mehr Nahrung wir zu uns nehmen, die zusätzlich mit Chemie belastet ist, desto größer wird die Menge der freien Radikale und desto schwieriger ist es für unsere Zellen, sich von ihnen zu befreien. Auch Entzündungen lassen freie Radikale entstehen, außerdem zu wenig Schlaf, Stress oder seelisches Unglück, auch wenn man die genauen Prozesse hierbei noch nicht kennt. Wenn Sie diese Faktoren vermeiden, helfen Sie Ihrem Körper, jung und gesund zu bleiben.

Das Bauchfett

Nicht nur freie Radikale lassen uns altern, auch das Bauchfett kann zu einem höheren biologischen Alter führen. Die Fettzellen im Bauchraum erzeugen besonders viele schädliche Hormone. Diese beeinflussen den gesamten Stoffwechsel: Sie treiben die Blutfettwerte, den Blutzucker, den Blutdruck und den Cholesterinspiegel in die Höhe. All dies sind entscheidende Risikofaktoren für Herzgefäßerkrankungen.

!

Bauchfett entsteht durch zu viel Essen, zu wenig Bewegung und zu viel Stress.

„Der Mensch ist so alt wie seine Gefäße", sagt Prof. Dr. Bamberger vom Medizinischen PräventionsCentrum Hamburg der Universitätsklinik Hamburg-Eppendorf, „da kann man äußerlich noch so toll aussehen."

Wer einen bestimmten Taillenumfang überschreitet, kann sein Gefäßsystem sogar ruinieren. Tatsächlich ist beim Blutzucker und dem Blutfett der Taillenumfang entscheidend, nicht das Gewicht, denn auch Normalgewichtige können ein Bäuchlein mit sich herumtragen. Frauen sollten daher einen Taillenumfang von 80 Zentimetern, Männer von 94 Zentimetern nicht überschreiten – und dies unabhängig von der Körpergröße.

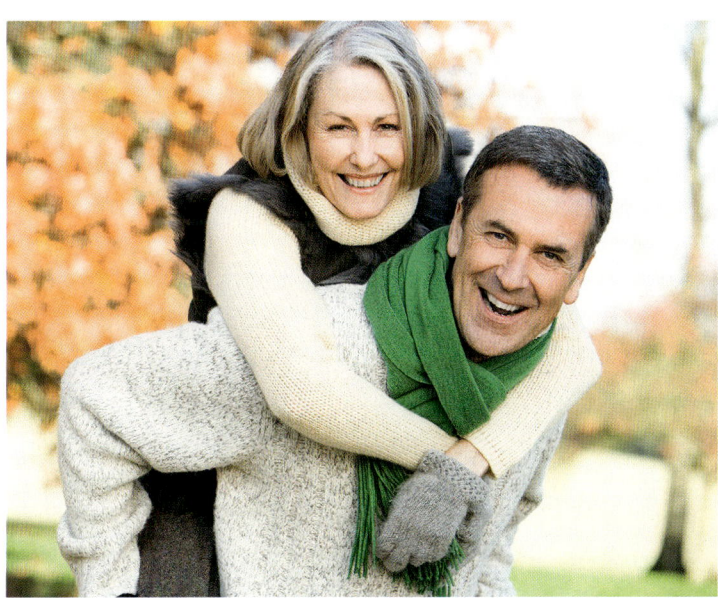

Bewegung und eine positive Einstellung helfen beim Stressabbau und halten jung.

Der Stress

Die Natur hat uns so konstruiert, dass wir Bewegung brauchen, um Stress, genauer Stresshormone, abzubauen. Unsere Vorfahren kompensierten Stress zum Beispiel auf der Flucht oder durch Kampf. Heutzutage haben wir oft Stress, ohne dass wir uns gleichzeitig bewegen. Der Körper erhöht etwa den Blutdruck und schüttet Stresshormone aus, wenn wir Ärger mit dem Chef haben. Dabei bleiben wir allerdings sitzen und raufen uns allenfalls die Haare, laufen aber nicht davon. Das erhöhte Stresshormon Cortisol, unser wichtigstes Stresshormon, wird nicht abgebaut, sondern bleibt vermehrt im Körper. Diese körpereigene Substanz wirkt ähnlich wie das Medikament Cortison, das bei entzündlichen Erkrankungen eingesetzt wird. Dauerstress ohne Bewegung ist wie eine Eigentherapie mit Cortison. Die Folge: Es lagert sich Fett am Bauch ein, die Muskeln schwinden, Blutdruck und Blutzucker erhöhen sich. Von Patienten, die Cortison erhalten, ist dies bekannt.

Cortisol lässt auch die Haut altern und macht sie dünn, denn es ist am Abbau von Bindegewebe beteiligt. Hier hilft nur Entspannung.

> **!**
>
> Durch Dauerstress ohne Bewegung lagert sich Fett am Bauch ein.

Die Hormone

Wenn man älter wird, sinkt auch der Hormonspiegel. Am meisten sind davon die weiblichen Geschlechtshormone, die Östrogene, betroffen. Bei Frauen verschwinden sie in den Wechseljahren innerhalb weniger Jahre fast völlig. Vorher helfen sie der Haut, Flüssigkeit zu speichern, glatt und prall zu erscheinen. Sie regen die Erneuerung der obersten Hautschichten und den Kollagenstoffwechsel an. Sinkt ihre Produktion, reduziert dies das Kollagengerüst der Haut. Die Haut wird dünner und trockener.

Manche Ärzte empfehlen dann eine sogenannte Hormonersatztherapie mit Östrogenen oder Gestagenen als Gegenmaßnahme. Diese ist allerdings stark umstritten, denn bei langjähriger

Therapie soll so das Brustkrebsrisiko steigen und die Anfälligkeit für Herzinfarkt und Schlaganfall begünstigt werden.

In diesem Buch finden Sie eine Alternative zu dieser Therapie. Sinnvoll ist es auf jeden Fall, den Hormonhaushalt auf natürliche Weise zu stärken, etwa durch Ausdauersport. Gönnen Sie Ihrer Haut fetthaltige Cremes, um sie von außen zu straffen.

!

Statt Hormonersatztherapie können Sie Ihren Hormonhaushalt auf natürliche Weise stärken, etwa durch Ausdauersport.

Die biologische Uhr zurückdrehen

Die gute Nachricht ist: Jung zu bleiben und auszusehen hat wenig mit Glück zu tun. Es gilt vielmehr einige Regeln zu befolgen, wenn man die biologische Uhr zurückdrehen will. Die folgenden Aspekte wirken direkt auf Ihren Alterungsprozess ein und sollten besonders beachtet werden.

Reduzieren Sie Stress – das kann man lernen!

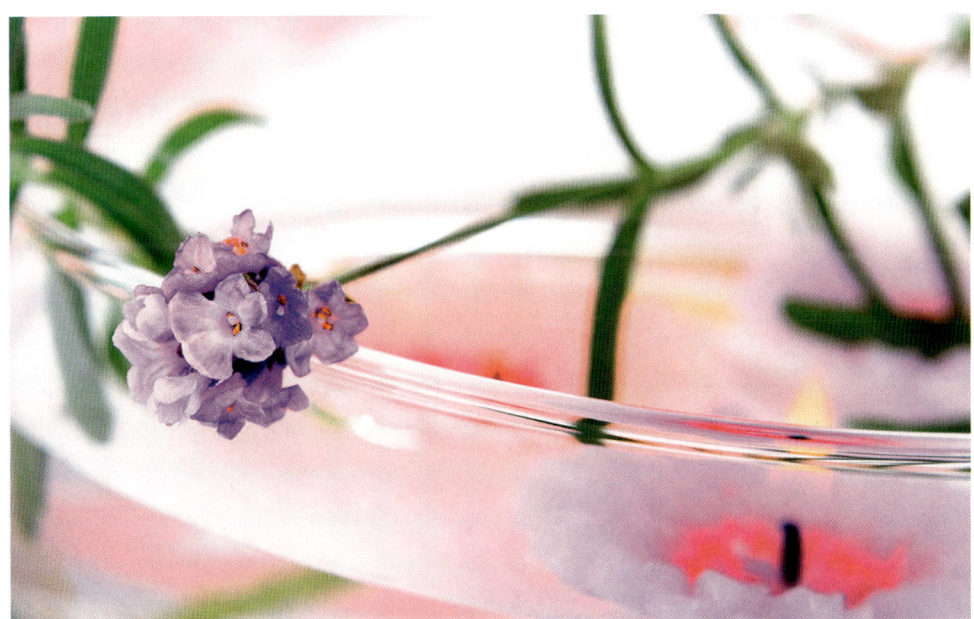

!

Mit einer Stress-reduktion können Stresshormone gesenkt werden.

Reduzieren Sie Ihren Stress

Ob Ihnen nun Aromaöle, ein heißes Bad oder entspannende Musik helfen, ist völlig egal. Die Hauptsache ist, dass Sie Ihren krankmachenden Stress reduzieren. Auch Stressmanagement kann man lernen, ebenso wie Entspannungstechniken wie Progressive Muskelentspannung, Autogenes Training, Tai Chi oder Qigong. Informieren Sie sich über Kurse bei Volkshochschulen oder privaten Trägern.

!

Ausdauersport und Muskelaufbau beugt dem alters-bedingten Muskel- und Knochenabbau vor.

Bewegen Sie sich, treiben Sie Sport

Bewegung baut Stress ab, verbessert die Durchblutung, strafft die Muskulatur und steigert die Fettverbrennung, um nur einige Vorteile zu nennen.

Wichtig beim Sporttreiben ist eine auf den individuellen Trainingszustand abgestimmte und vernünftige Mischung aus Ausdauersport und Muskelaufbau. Dies beugt dem altersbedingten Muskel- und Knochenabbau vor. Die Empfehlungen der Ärzte zu Dauer und Art der Bewegung sind unterschiedlich. Grundsätzlich wirkt sich eine halbe Stunde Bewegung täglich bereits sehr positiv auf Ihre Gesundheit und Ihr Wohlbefinden aus. Auch Ausdauersport, dreimal pro Woche für 30 bis 45 Minuten, ist sehr sinnvoll. Zur Auswahl stehen Sportarten wie Joggen, Radfahren, Walken oder Schwimmen.

!

Weniger als acht Stunden Schlaf steigern nachweis-lich den Appetit und vermindern die Immunabwehr.

Schlafen Sie ausreichend

Während man schläft, regeneriert sich der gesamte Organismus und schöpft neue Kraft. Die Selbstheilungskräfte bleiben erhalten. Schlaf ist ein wichtiger Faktor für das Jungbleiben. Bei Schlafentzug steigt das Stresshormon Cortisol im Körper an. Die Folge: Die Immunabwehr des Körpers leidet.

Genießen Sie Liebe und Sexualität

Eine gute Beziehung hält jung. Liebe und Sexualität sind maßgeblich für unser Wohlbefinden und wirken positiv auf viele Stoffwechselvorgänge im Körper.

Sollten bei der Liebe doch einmal Probleme auftreten, wenden Sie sich bitte an einen Arzt Ihres Vertrauens. Er oder sie kann feststellen, ob etwa die Durchblutung gestört ist und ausreichend Hormone vorhanden sind. Seien Sie vorsichtig bei Angeboten aus dem Internet.

Pflegen Sie soziale Kontakte

Freunde, ein Partner, dem man vertrauen kann und bei dem man sich aufgehoben fühlt, sowie eine intakte Familie wirken wie ein Jungbrunnen. Diese Kontakte sollten Sie pflegen. Sich gemeinsam auszutauschen und zusammen zu lachen gilt bei den Medizinern als Anti-Aging-Kur.

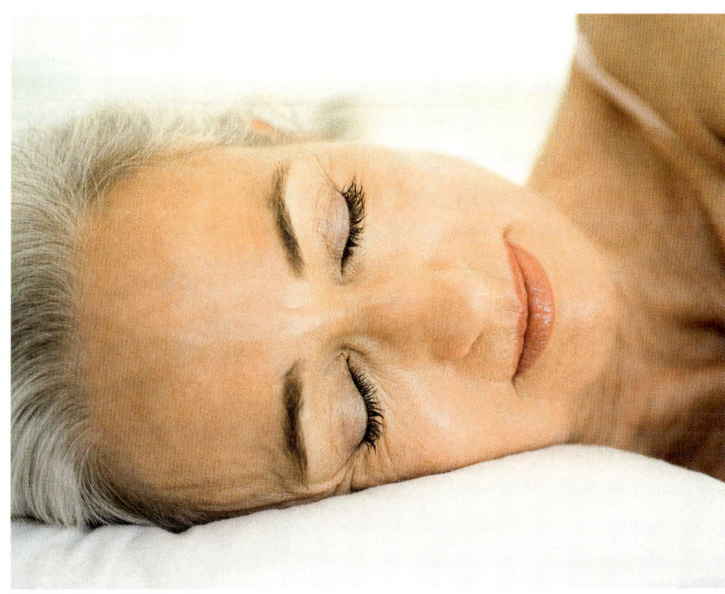

Im Schlaf regeneriert sich der gesamte Organismus.

Genießen Sie die Sonne – in Maßen

Sonne ist in begrenztem Umfang sehr gesund. Denn nur unter ihrer Einwirkung kann Ihr Körper mithilfe bestimmter UV-Strahlen Vitamin D bilden. Mehr dazu finden Sie im Kapitel „Diese Nährstoffe sind jetzt wichtig". Doch Vorsicht: Die Sonnenbäder sollte man seinem Hauttyp anpassen und unbedingt einen Sonnenbrand vermeiden.

Hören Sie auf zu rauchen

> **!**
>
> Wer sein biologisches Alter reduzieren will, der sollte mit dem Rauchen aufhören.

Rauchen macht alt und steht auf der Liste der lebensgefährlichen Angewohnheiten ganz oben. Nikotin gefährdet Herz, Gefäße, Gehirn und verursacht Krebs – auch wenn uns einige bekannte, betagte Kettenraucher das Gegenteil lehren wollen. Als Raucher sollten Sie sich diese Sucht unbedingt abgewöhnen. Falls im Zuge der Entwöhnung einige Kilos zu viel auf der Waage erscheinen, bekommen Sie diese mit den Ernährungstipps ab Seite 89 wieder weg.

Tatsächlich gibt es einige Menschen, denen der Qualm nicht zu schaden scheint. Sie sind jedoch Ausnahmen und in der absoluten Minderheit. In der Regel macht das Rauchen älter und krank.

Fordern und fördern Sie Ihr Gedächtnis

Unser Gehirn reagiert empfindlich darauf, was wir wann essen und trinken. So arbeitet es deutlich besser, wenn es optimal versorgt wird. Die geeignete Auswahl an Nahrungsmitteln kann unsere geistige Fitness und unser mentales Wohlbefinden stark beeinflussen. Genaueres lesen Sie im Kapitel „Ernährung ab 40 für ein junges Gehirn".

Reduzieren Sie Ihr Körpergewicht

Alle Hundertjährigen wiegen eher wenig, einige sind normalgewichtig, niemand übergewichtig. Wer schlank ist, belastet seinen

Organismus weniger und hat bessere Chancen, älter zu werden. Für Ihre Ernährung lautet daher das erste Gebot: Die Energiezufuhr, also die Kalorienaufnahme, muss entsprechend Ihrem Bedarf angepasst sein oder, wenn Sie abnehmen möchten, darunter liegen.

> **!**
>
> Sie sollten nur so viel Energie aufnehmen, wie Sie auch verbrauchen.

Alle Krankheiten, die mit Übergewicht einhergehen, rauben Lebensjahre und erhöhen das biologische Alter. Liegt man im unteren Bereich des Normalgewichts, hat man gute Chancen, älter zu werden. Doch muss man deshalb – obwohl man im vermeintlichen Schlaraffenland lebt – ständig Nein sagen? Natürlich nicht! Dazu später mehr.

Achten Sie auf Ihre Ernährung

Gerade die gesunde Ernährung bietet Ihnen vielfältige Möglichkeiten, auf Ihren Alterungsprozess einzuwirken und ihn positiv zu beeinflussen. Daher lernen Sie in den folgenden Kapiteln viele die Gesundheit unterstützende Lebensmittel und ihre Inhaltsstoffe kennen. Beispielsweise helfen sekundäre Pflanzenstoffe, wichtige Vitamine, bestimmte Mineralstoffe und Ballaststoffe den Zellen nachweislich, besser mit schädlichen Stoffwechselprodukten fertig zu werden. Damit verhindern sie das vorzeitige Absterben der Zellen.

> **!**
>
> Der Körper bleibt durch bewusste Ernährung länger jung.

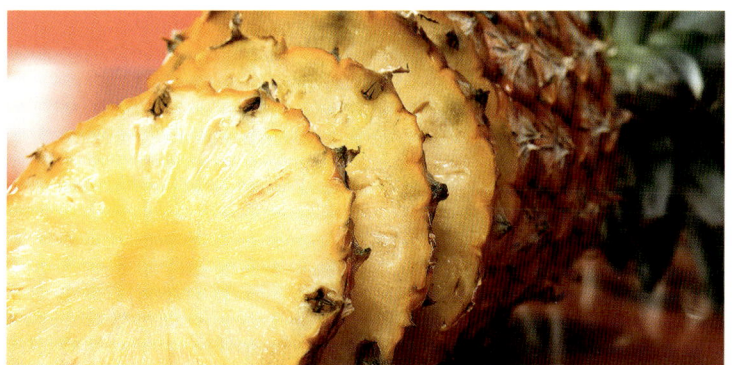

Die Ananas ist kalorienarm und liefert fast alle Nährstoffe – wichtig, wenn man weniger isst.

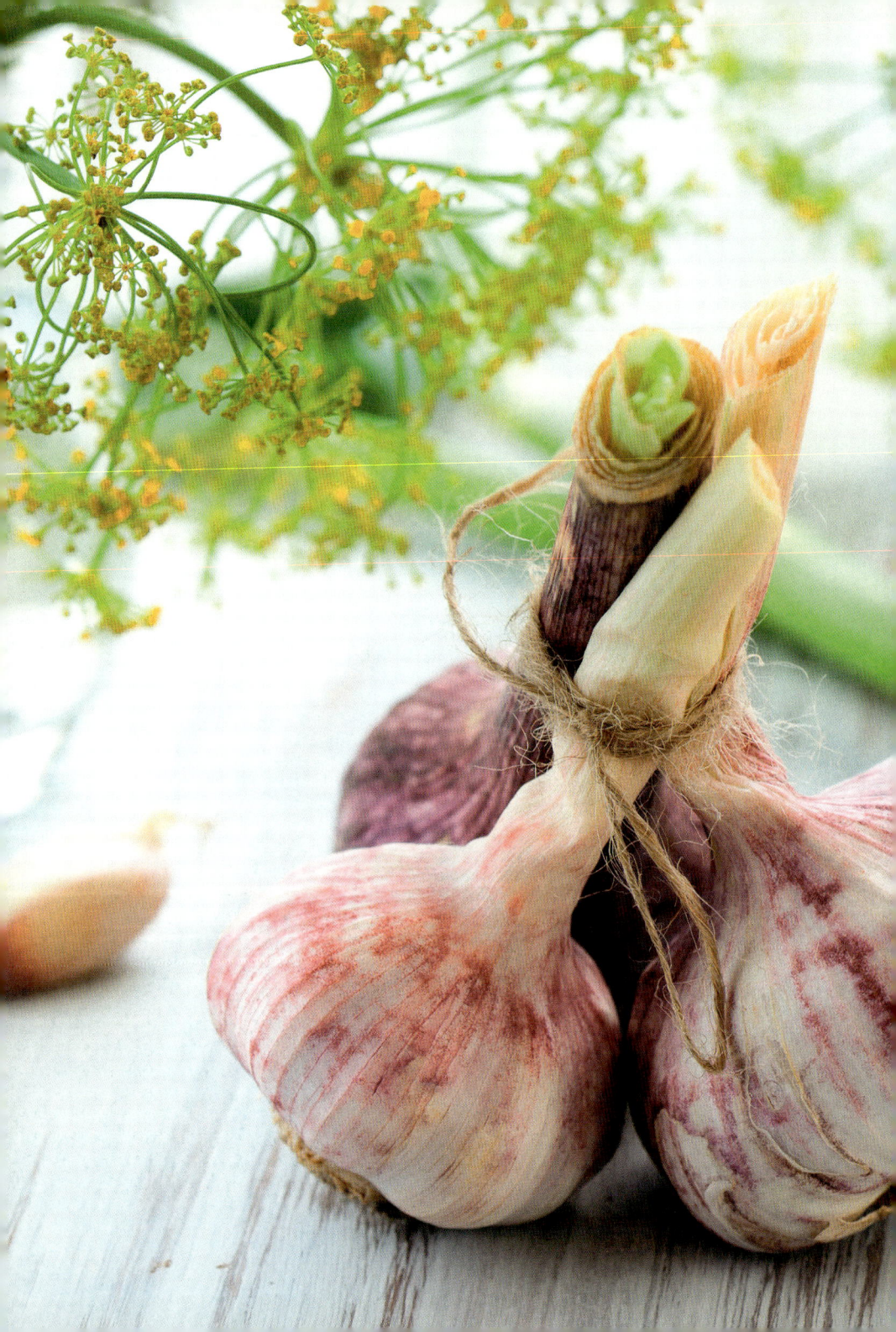

NÄHRSTOFFE UND HEILKRÄUTER AB 40

Der Körper braucht im Alter weniger Kalorien. Trotzdem steigt unser Bedarf an Vitaminen und anderen wertvollen Nährstoffen. Um den Körper fit und leistungsfähig zu erhalten, ist im Alter eine ausreichende Zufuhr von Nährstoffen besonders wichtig.

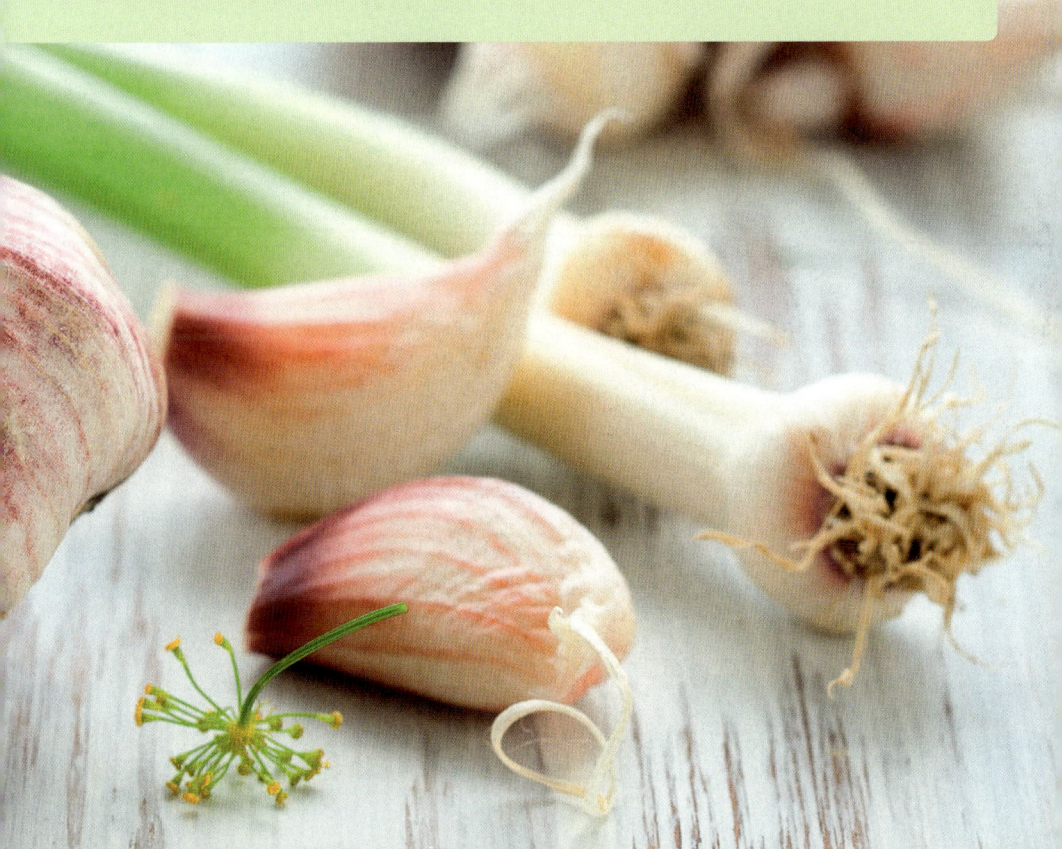

Diese Nährstoffe sind jetzt wichtig

!

Viele Ältere sind nicht „alt", sie haben nur einen Vitamin- oder Mineralstoffmangel.

Mit zunehmendem Alter achten viele Menschen nicht ausreichend auf die Anforderungen ihres Körpers. So ergab eine Untersuchung, dass 60 Prozent aller über 70-Jährigen, die ins Krankenhaus kommen, Zeichen einer schweren Fehlernährung aufweisen. Vitaminmangel, zu wenig Spurenelemente wie Zink, Selen und Magnesium und oft auch noch ein Flüssigkeitsmangel sind hier zu nennen. Dass dies sich auf Jugendlichkeit und Gesundheit auswirkt, ist selbstverständlich. Der Körper wirkt schlaff, der Leib ist aufgedunsen, Hände und Füße sind schlecht durchblutet und die Haut sieht alt aus.

Diese Probleme sind hausgemacht, denn „einen regelrechten Mangel an Nährstoffen gibt es in der Bundesrepublik kaum. Für einige Vitamine und Mineralstoffe könnte es aber besser aussehen, wenn wir uns nur ausgewogen ernähren würden", so das Fazit der Stiftung Warentest.

So scheint das Bewusstsein für eine ausgewogene Ernährung besonders bei älteren Menschen nicht ausreichend vorhanden zu sein. Obwohl sich Betroffene mit Nährstoffmangel oftmals nicht gut fühlen, schieben sie dies oft allgemein auf ihr fortgeschrittenes Alter.

Im Rahmen einer vom Bundesministerium für Ernährung, Landwirtschaft und Verbraucherschutz initiierten Verzehrsstudie wurden zwischen November 2005 und Januar 2007 insgesamt fast 20.000 Menschen unterschiedlichen Alters im ganzen Land intensiv befragt, großteils auch gewogen und gemessen. Dabei fand man heraus, dass bei den meisten Vitaminen die Referenzwerte der Deutschen Gesellschaft für Ernährung (DGE) für die Nährstoffzufuhr in etwa eingehalten werden. Deutlich unter den empfohlenen Werten liegt jedoch die Aufnahme von Vitamin D und Folsäure. Gerade von Folsäure benötigen 79 Prozent der Männer und 86 Prozent der Frauen mehr – und diese Anteile stei-

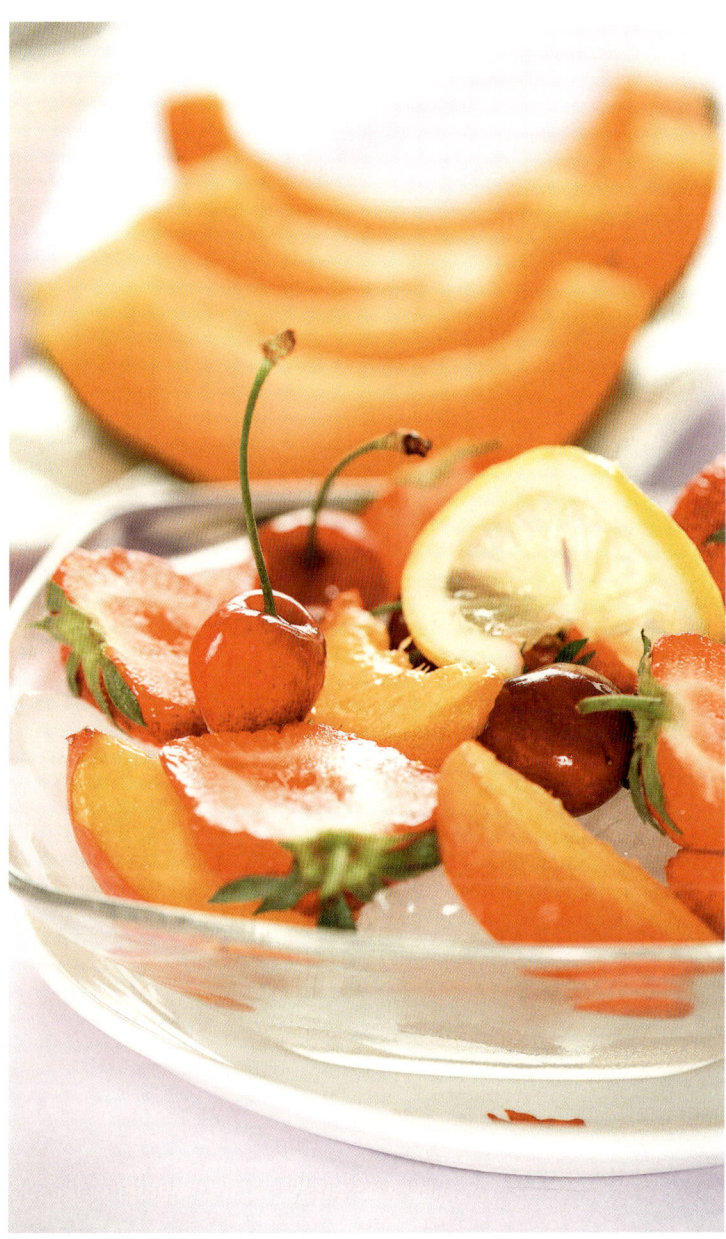

Im Folgenden sehen Sie, welche Nahrungsinhalte Sie jung und vital halten.

gen auch noch mit zunehmendem Alter. 82 Prozent der Männer und 91 Prozent der Frauen unterschreiten auch die Empfehlung für die Vitamin-D-Zufuhr – dies gilt besonders ab 40.

Natrium, Kalium, Magnesium und Zink werden mehr aufgenommen, als man eigentlich benötigt. Dagegen ist Jod nach wie vor ein Risikomineralstoff. Wenn kein Jodsalz verwendet wird, erreichen 96 Prozent der Männer und 97 Prozent der Frauen die Empfehlung für die Jodzufuhr nicht. Bei Verwendung des gesetzlich zugelassenen jodierten Salzes für alle Speisen würden nur noch 28 Prozent der Männer und 53 Prozent der Frauen unter der Empfehlung für die Jodzufuhr liegen.

Ein weiterer kritischer Nährstoff ist Kalzium, von dem nur 61 Prozent der älteren Männer und 65 Prozent der Frauen (65 bis 80 Jahre) die empfohlenen Referenzwerte erreichen.

Im Folgenden sehen Sie, welche Nahrungsinhalte Sie beim Älterwerden brauchen und was Sie jung und vital erhält. So können Sie sichergehen, die entsprechenden Lebensmittel auch zu sich zu nehmen. Zudem können Sie überprüfen, ob die Werbeaussagen diverser Anbieter von Nahrungsergänzungsmitteln berechtigt sind.

Vitamine – oft mangelhaft bei Älteren

Folsäure

Folsäure, auch Vitamin B_9 genannt, hat viele Funktionen im Körper. Es wird zum Beispiel zusammen mit Vitamin B_{12} und Eisen zur Bildung der roten Blutkörperchen und der weißen Blutzellen benötigt. Bakterien stellen einen Teil der benötigten Folsäure bereit. Zusätzlich sollten Erwachsene mit der Nahrung täglich 400 µg aufnehmen. Diese Empfehlung berücksichtigt, dass nur etwa die Hälfte der in Nahrungsmitteln vorhandenen Folsäure aufgenommen wird, und bezieht Sicherheitszuschläge mit ein. Fast alle Menschen nehmen nur die Hälfte des Bedarfs zu sich. Ist die Folsäureversorgung nicht ausreichend, gibt es Salz, das mit

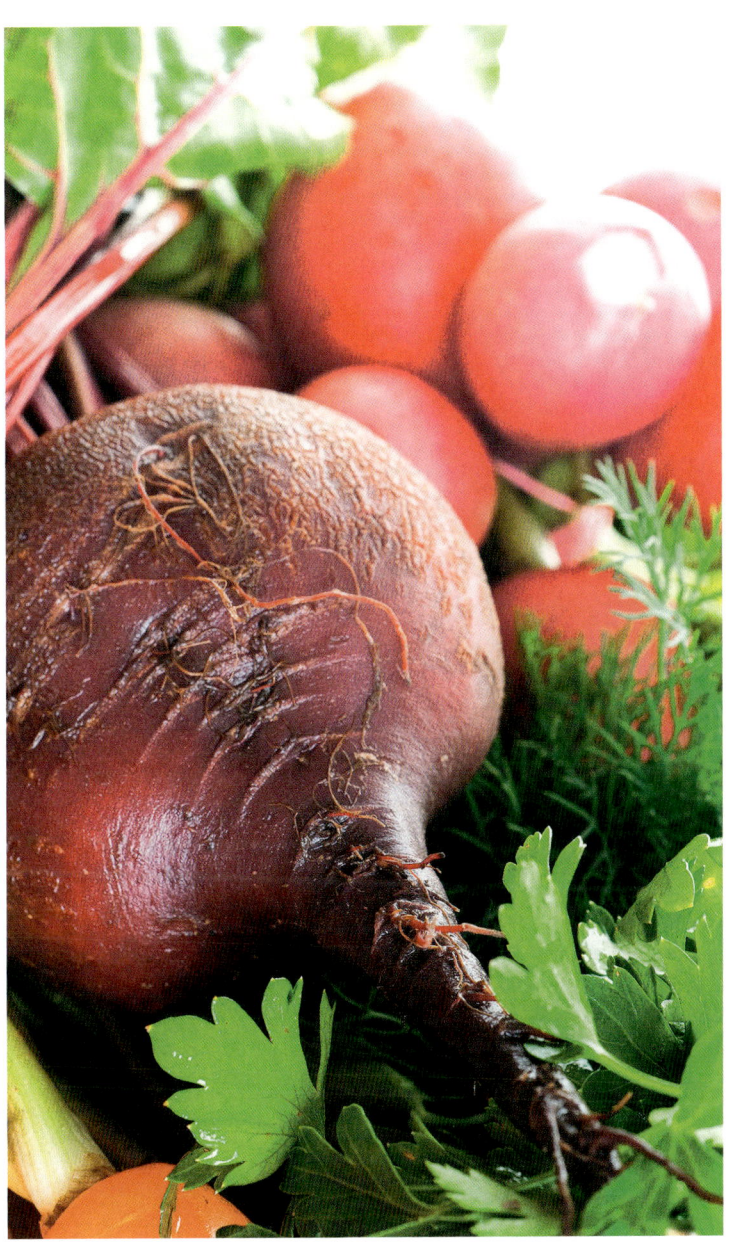

Rote Bete enthält
reichlich Folsäure.

Folsäure angereichert ist. Außerdem sollte man darauf achten, folsäurereiche Lebensmittel zu essen.

> Den Tagesbedarf von etwa 400 µg Folsäure decken Sie mit Vollkornprodukten, grünem Blattgemüse, Roter Bete, Spinat, Brokkoli, Karotten, Spargel, Rosenkohl, Tomaten, Eigelb und Nüssen.

Was passiert bei einem Mangel?

Einen Folsäuremangel kann unser Körper lange kompensieren, sodass wir ihn erst relativ spät bemerken. Frühsymptome für einen Mangel sind Appetitlosigkeit, Übelkeit, Schmerzen und

Den Tagesbedarf von etwa 400 µg Folsäure erhalten Sie mit folgenden Lebensmittelmengen:

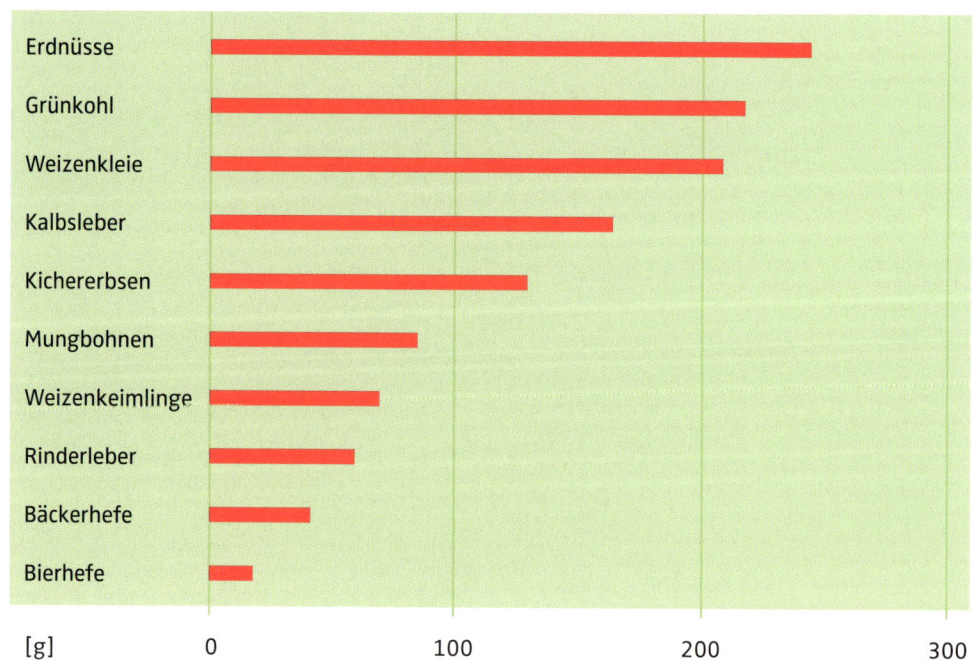

Brennen der Zunge, Erbrechen und erhöhte Temperatur. Das Blutbild ist verändert, das Lymphsystem wird zurückgebildet, woraus sich eine Immunschwäche ergibt. Schleimhautveränderungen in der Mundhöhle und im Darm führen zu Durchfällen und Aufnahmestörungen.

Ein Folsäuremangel kann unter anderem durch folgende Faktoren entstehen: unzureichende Zufuhr mit der Nahrung, wobei hier Zubereitungsverluste besonders hoch sind, einseitige Ernährung, durch bestimmte Medikamente wie Aspirin und Antibiotika, hohen Alkoholkonsum, Unterversorgung mit Eisen, Vitamin C und Vitamin B_{12}, Magen-Darm-Erkrankungen mit Aufnahmestörungen, spezielle Erkrankungen wie Zöliakie oder Morbus Crohn.

Generell ist es besser, Folsäure aus natürlichen Quellen zu sich zu nehmen, da festgestellt wurde, dass bei Männern, die Folsäurepräparate zehn Jahre eingenommen hatten, im Untersuchungszeitraum die Wahrscheinlich um zehn Prozent zunahm, an Krebs der Vorsteherdrüse zu erkranken. Wenn ein Folsäuremangel vom Arzt festgestellt wurde, spricht nach derzeitigem Kenntnisstand nichts gegen eine kurzfristige Einnahme. Auf Dauer ist es jedoch besser, auf eine ausreichende, natürliche Zufuhr zu achten.

> **!**
> Frühsymptome für Folsäuremangel: Appetitlosigkeit, Übelkeit, Schmerzen und Brennen der Zunge, Erbrechen und erhöhte Temperatur.

Vitamin D

Etwa die Hälfte der älteren Bevölkerung in Deutschland – vor allem Frauen – weisen eine deutliche, klinisch relevante Unterversorgung an Vitamin D, auch als Calciferol bezeichnet, auf.

Vitamin D ist kein Vitamin im eigentlichen Sinne, da es der Körper bei ausreichender Sonneneinstrahlung selbst bilden kann: in der Haut aus Cholesterin. Dabei unterliegt die körpereigene Bildung starken Schwankungen. Dies betrifft die Tageszeit, den Breitengrad und die Jahreszeit, denn die entsprechenden Wellenlängen des Sonnenlichts, die eine Vitamin-D-Bildung ermöglichen (UV-B-Licht der Wellenlänge von etwa 280 bis 320 nm), werden jenseits des 40. Breitengrades – also bei uns – im Winter durch die schräge Sonneneinstrahlung in der Atmosphäre herausgefiltert. Das heißt: Im Winter – meist zwischen November und Februar – können wir selbst kein Vitamin D bilden. Dagegen können bei optimaler Sonneneinstrahlung im Sommer tatsächlich bis zu 250 µg Vitamin D entstehen, nur dann genügen tatsächlich zehn Minuten Sonnenbad beziehungsweise ein Spaziergang bei Sonnenlicht, um den Tagesbedarf zu decken. Gebräunte Haut, Sonnencremes und getönte Scheiben schränken diese Bildung jedoch ein. Bereits ein mittlerer Lichtschutzfaktor von 8 bis 15 verhindert die Vitamin-D-Bildung völlig. Dennoch werden etwa 90 Prozent des Vitamin-D-Bedarfs über die Sonne gedeckt. Am besten setzt man sich in den Sommermonaten täglich kurz der Sonne aus. Dabei sollte man die pralle Mittagssonne zwischen 12 und 15 Uhr jedoch meiden.

Während der Sommermonate reichen zwei- bis dreimal wöchentlich fünf bis 15 Minuten Sonne auf Gesicht, Hände und Arme. Bei ausreichender Sonnenzufuhr benötigen Erwachsene 5 µg (0,005 mg) Vitamin D/Tag zusätzlich über die Nahrung.

Ihren Tagesbedarf an Vitamin D decken Sie bereits mit einem kleinen Spaziergang.

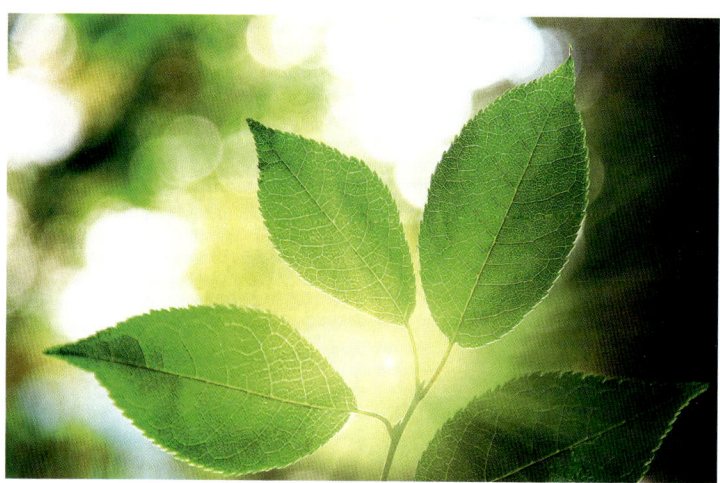

Ab 51 Jahren erhöht man die üblichen Empfehlungen auf 10 bis 15 µg/Tag.

Jetzt werden Sie fragen, wie ist es dann im Winter? Haben wir da alle einen Vitamin-D-Mangel? Das kann man deutlich verneinen. Der Körper verfügt über beträchtliche Speicherkapazitäten in der Leber und vor allem im Fettgewebe. Ein kurzfristiger Vitamin-D-Mangel kann ohne größere Beeinträchtigung überstanden werden.

Was passiert bei einem Mangel?

Mangelerscheinungen entstehen in erster Linie dann, wenn die Lichtzufuhr dauerhaft nicht ausreicht oder wenn bei zu geringer Lichtmenge mit der Nahrung zu wenig zugeführt wird. Generell reicht eine alleinige Vitamin-D-Versorgung mit der Nahrung im Normalfall nicht aus, um Mangelerscheinungen zu verhindern, insbesondere bei einer rein vegetarischen Kost. Sie sollten daher auf ausreichende Sonneneinstrahlung achten.

Seit einiger Zeit weiß man auch, dass ein Vitamin-D-Mangel das Risiko für Typ-1- und Typ-2-Diabetes erhöht, insbesondere bei Übergewicht. Das wertvolle Vitamin soll auch vor Bluthochdruck schützen und sich positiv auf das Herz-Kreislauf-System auswirken.

Aber damit nicht genug: Britische Wissenschaftler fanden einen Zusammenhang zwischen Vitamin-D-Mangel und dem Rückgang der Hirnleistung. Je niedriger der Vitamin-D-Spiegel im Blut der knapp 2000 Studienteilnehmer über 65 Jahren war, desto schlechter waren die Denkleistungen in entsprechenden Tests. Auch Ohrensausen und ein Verlust des Gehörs werden mit einem Vitamin-D-Mangel in Verbindung gebracht.

!

Im Winter können wir selbst kein Vitamin D bilden. Mangelerscheinungen entstehen aber erst, wenn die Lichtzufuhr dauerhaft nicht ausreicht.

!

Von einem Mangel gefährdet sind auch schwer kranke, bettlägerige Personen.

Welche Lebensmittel enthalten Vitamin D?

In den Wintermonaten kann man sich – abgesehen von den aufgefüllten Speichern – mit einer Vitamin-D-reichen Kost behelfen. Am meisten finden Sie im Leberfett von Meerestieren. Lebertran liegt mit 300 µg/100 g Vitamin D an der Spitze (1 µg entspricht 0,001 mg).

Ältere Menschen zählen, selbst wenn sie sich im Freien aufhalten, zur Risikogruppe für eine Vitamin-D-Unterversorgung, da die Vitamin-D-Produktion in der Haut älterer Menschen nur noch 25 bis 50 Prozent der Vitamin-D-Synthese junger Erwachsener beträgt. Außerdem können im Alter ein Nachlassen der Nierenfunktion und Arzneimitteleinnahmen (zum Beispiel Antiepileptika, spezielle Antibiotika und Cortison) einen Mangel begünstigen. Bei Übergewichtigen wird das fettlösliche Vitamin an den Körperfettanteil gebunden. Infolgedessen ist im Blut ebenfalls zu wenig davon vorhanden.

Am meisten Vitamin D findet sich im Leberfett von Meerestieren.

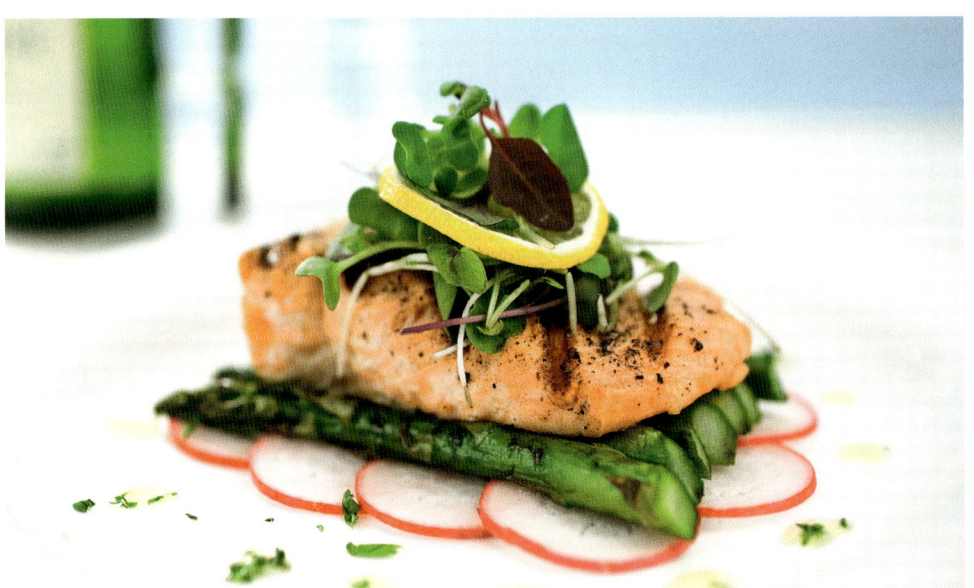

Durchschnittlicher Vitamin-D-Gehalt einiger Meerestiere

100 g VERZEHRBARES LEBENSMITTEL	µg VITAMIN D
Lebertran	300
geräucherter Aal	90
geräucherte Sprotte	32
Bückling	30
Hering (Atlantik)	27
Aal	20
Lachs	16
Austern	8
echter Kaviar	5,9
weißer Heilbutt	5

Warum benötigen Sie Vitamin D?

Vitamin D wirkt einem Absinken der Kalziumkonzentration im Blut entgegen und steuert dessen Einlagerung in die Knochen. Auch sorgt es für eine ausreichende Aufnahme von Kalzium und Phosphat aus dem Dünndarm und steuert den Phosphathaushalt.

Das Vitamin gilt vor allem als Knochenstärker und beugt Osteoporose vor. Außerdem kann Vitamin D in gewissem Umfang vor Diabetes, Herz-Kreislauf-Erkrankungen, Krebs und Depressionen schützen. Es ist für die Muskelkraft zuständig, indem es zum Schutz spezieller Muskelfasern beiträgt, die die kräftigen Bewegungen, zum Beispiel beim Laufen, Treppensteigen, Springen und Heben, ermöglichen. Ebenso gehört die Koordination der Muskelfunktionen zu seinen Aufgaben.

Ein gestörter Knochenstoffwechsel kombiniert mit einer schwachen Muskulatur kann besonders im Alter mit einem sichtlich erhöhten Risiko für sturzbedingte Knochenbrüche einherge-

!

Vitamin D ist für die Bildung der Knochen und der Zähne unbedingt erforderlich.

hen. Dies soll sogar so weit gehen, dass eine zusätzliche Vitamin-D-Einnahme von 17 bis 20 µg täglich etwa ein Viertel aller Hüft- und Röhrenknochenbrüche über 65 Jahren verhüten kann. Deshalb empfehlen Wissenschaftler eine tägliche Einnahme zusätzlich zur Nahrung zwischen 2,5 und 5 µg. Auch die DGE empfiehlt täglich 5 µg, für Ältere sogar 10 µg. Mehr als die zehnfache Menge des Tagesbedarfs sollte man jedoch vermeiden, das heißt, 50 µg sind die Obergrenze, die nicht überschritten werden sollte.

Auch auf das körpereigene Abwehrsystem wirkt Vitamin D regulierend und beeinflusst die Bildung der Haare und Haut. Es hat in Verbindung mit und ohne Kalzium (aus Milch und ihren Produkten) eine Schutzwirkung gegenüber Krebs. Wissenschaftler der Universität Oslo in Norwegen sind aufgrund einer Studie der Meinung, dass bei bestimmten Krebsformen (zum Beispiel an Darm, Brust oder Lunge) ein höherer Vitamin-D-Spiegel im Blut bessere Überlebenschancen bietet.

!

Ein hoher Vitamin-D-Spiegel schützt vor Krebserkrankungen.

Die natürliche Vitaminproduktion mithilfe von Sonnenstrahlen ist gemäß Prof. Jörg Reichrath, Hautarzt und Vitamin-D-Forscher an der Universität Homburg, günstiger, da dabei eventuell wichtige Stoffwechselprodukte in der Haut gebildet werden, die bei Tabletteneinnahme nicht anfallen. Ein weiterer Vorteil: Bei der natürlichen Vitaminproduktion in der Haut kommt es nie zu einer Überdosierung.

Vitamin B$_1$
Warum benötigen Sie Vitamin B$_1$?
Vitamin B$_1$ (Thiamin) ist unter anderem an der Erhaltung von Nervengewebe, Herzmuskel, Wachstum und Energieversorgung beteiligt. Besonders wichtig ist es für den Kohlenhydratstoffwechsel und das Nervensystem, da beide eng zusammenhängen: Das Gehirn deckt seinen Energiebedarf überwiegend aus der Zuckerverwertung (Glukose). Ist der damit zusammenhängende

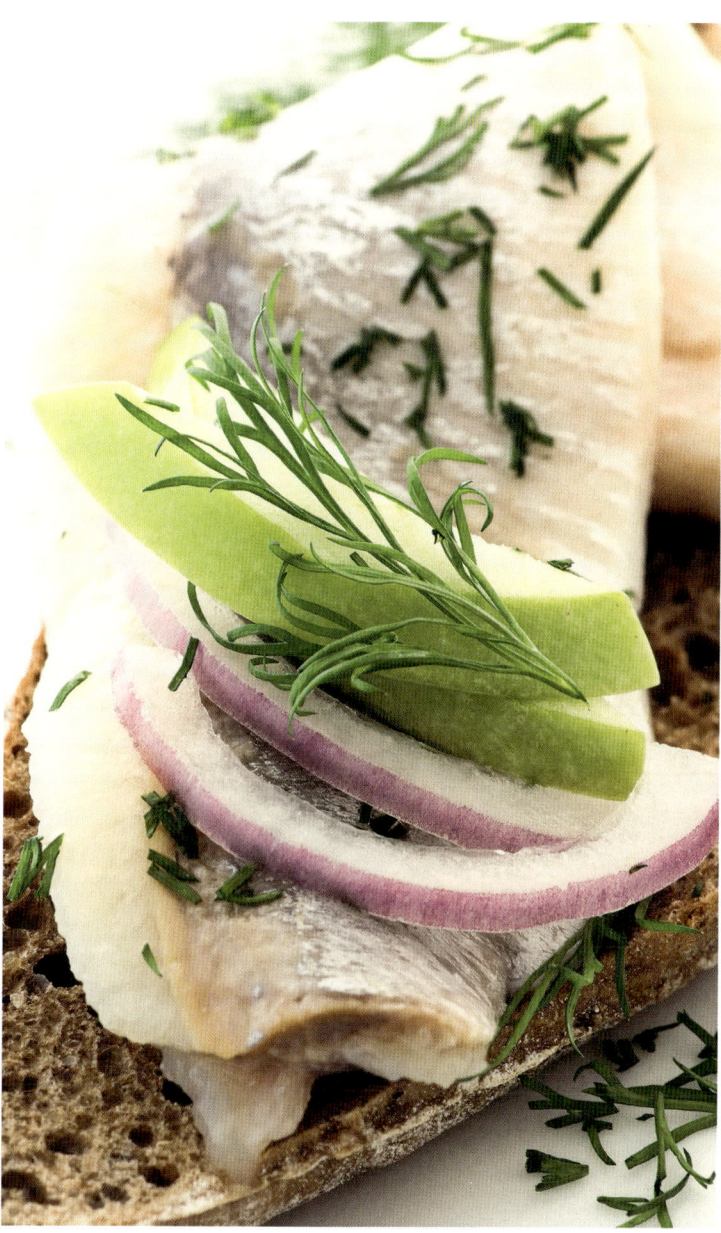

Fisch und Vollkorn-
brot – eine gute
Anti-Aging-Mahlzeit.

Kohlenhydratstoffwechsel gestört, hat dies entsprechende Folgen für das Gehirn.

Die Verzehrsstudie des Bundesministeriums für Ernährung, Landwirtschaft und Verbraucherschutz zeigte, dass 21 Prozent der Männer und 32 Prozent der Frauen die empfohlene tägliche Zufuhr von Vitamin B_1 nicht erreichen. Bei älteren Frauen (65 bis 80 Jahre) liegt dieser Wert sogar bei 40 Prozent.

!

Viele erreichen die empfohlene tägliche Zufuhr von Vitamin B_1 nicht.

Was passiert bei einem Mangel?

Mittlere Versorgungsmängel können zu Herzbeschwerden und -störungen bei geringen Anstrengungen, Wadenkrämpfen, Herabsetzung der Magensaftsekretion, erhöhter Infektanfälligkeit,

Sonnenblumenkerne sind eine gute Vitamin-B_1-Quelle.

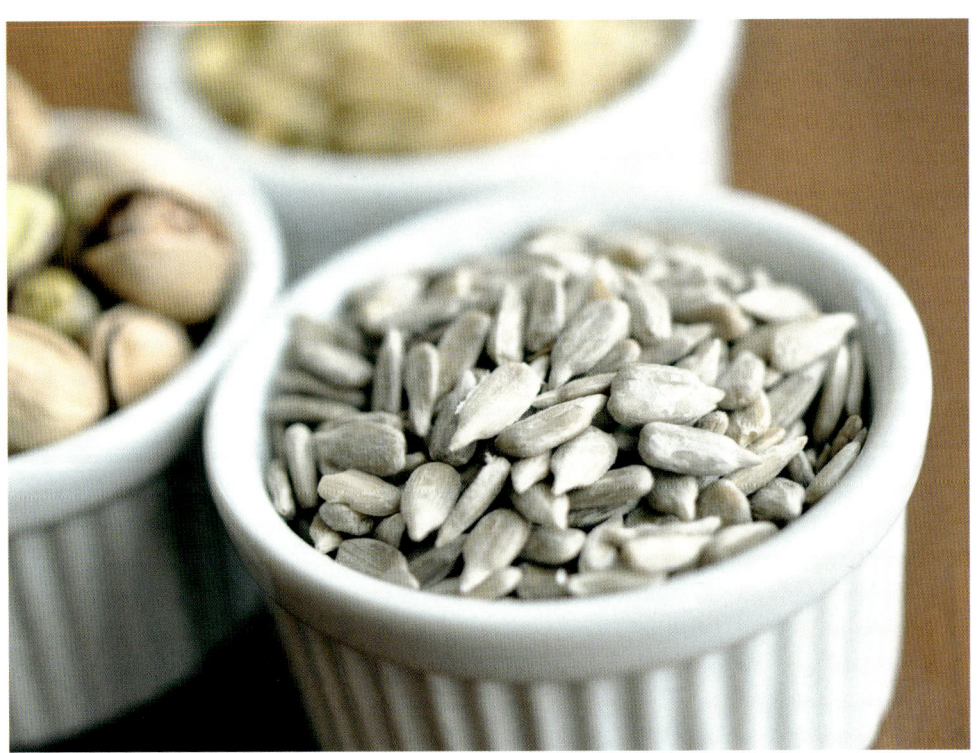

Appetitlosigkeit bis hin zur Magersucht, Reflexstörungen, Müdigkeit, Konzentrationsschwäche, Reizbarkeit, verminderter Toleranz gegenüber Außeneinflüssen wie Lärm, zu Depressionen und Angstzuständen führen. Zu einem Vitamin-B_1-Mangel kann es bei Diabetes, schweren Leberstörungen und Schilddrüsenüberfunktion kommen.

Erwachsene Frauen benötigen täglich etwa 1,0 bis 1,2 mg, Männer 1,4 mg. Bei geringerer körperlicher Aktivität benötigen auch Männer nur 1,2 bis 1,0 mg/Tag.

> **!**
>
> Bei älteren Menschen, in Stresssituationen und bei körperlich schwer arbeitenden Menschen ist der Vitamin-B_1-Bedarf erhöht.

Ihren Tagesbedarf von etwa 1,2 mg Vitamin B_1 erhalten Sie mit folgenden Lebensmitteln:

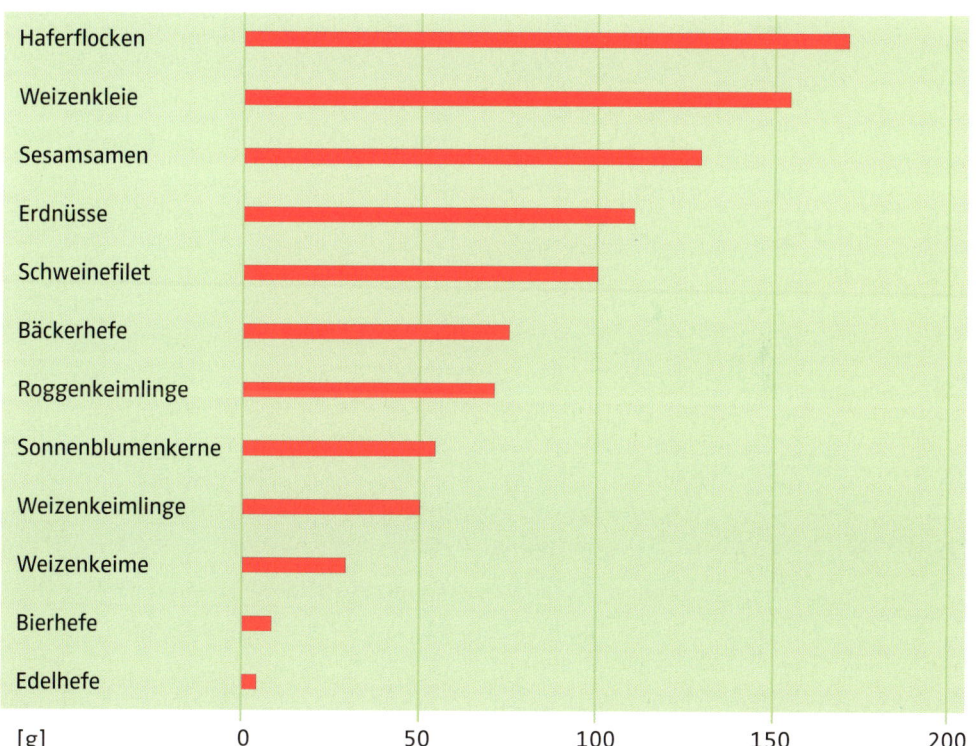

Lebensmittel	[g]
Haferflocken	172
Weizenkleie	157
Sesamsamen	130
Erdnüsse	112
Schweinefilet	100
Bäckerhefe	75
Roggenkeimlinge	71
Sonnenblumenkerne	55
Weizenkeimlinge	50
Weizenkeime	30
Bierhefe	8
Edelhefe	4

Vitamin B$_{12}$

Die Versorgung mit Vitamin B$_{12}$ (Cobalamin) ist für gesunde Menschen normalerweise kein Problem. Problematisch wird es, wenn man es beispielsweise infolge einer chronischen Magen- und Darmerkrankung nicht aufnehmen kann. Bekommt man es dann nicht gespritzt, können Lähmungserscheinungen auftreten.

Im Unterschied zu den restlichen B-Vitaminen kann Vitamin B$_{12}$ in beträchtlichen Mengen gespeichert werden. 60 Prozent davon ist in der Leber und rund 30 Prozent in der Muskulatur deponiert. Der Vorrat reicht drei bis fünf Jahre. Dies erklärt auch, warum Veganer bei vorher normal gefüllten Speichern ohne nennenswerte Aufnahme erst nach vielen Jahren einen Mangel entwickeln. Ernährt man sich komplett ohne Vitamin B$_{12}$, so ist sein Gehalt erst nach ein bis vier Jahren um die Hälfte reduziert. Dies führt dazu, dass Mangelsymptome erst nach jahrelanger Vitamin-B$_{12}$-armer Ernährung auftreten, obwohl man bereits lange davor nicht mehr genug davon aufgenommen hat.

Warum benötigen Sie Vitamin B$_{12}$?

Vitamin B$_{12}$ hat unter anderem eine wichtige Funktion für die blutbildenden Zellen des Knochenmarks und diejenigen des Verdauungstraktes. Es ist generell für die Zellneubildung erforderlich, vor allem für Nerven- und Blutgewebe sowie für die Reifung von Haut- und Schleimhautzellen. Zusätzlich verwandelt es Folsäure in seine aktive Form und gilt als Nervenschutzvitamin, da es beispielsweise die Schutzhülle um die Nerven (sogenannte Myelinschicht) stärkt.

Um Mangelerscheinungen zu vermeiden, sollten im Mittel 3 µg täglich ideal sein, da der Wert die zu erwartenden Aufnahmeverluste von etwa 50 Prozent berücksichtigt. Bei normaler Mischkost nimmt der erwachsene Mensch ungefähr 2 bis 5 µg täglich zu sich.

!

Der Körper verfügt bei Vitamin B$_{12}$ über mehrjährige Speicher.

!

Manche Krankheiten und Medikamente erhöhen den Vitamin-B$_{12}$-Bedarf.

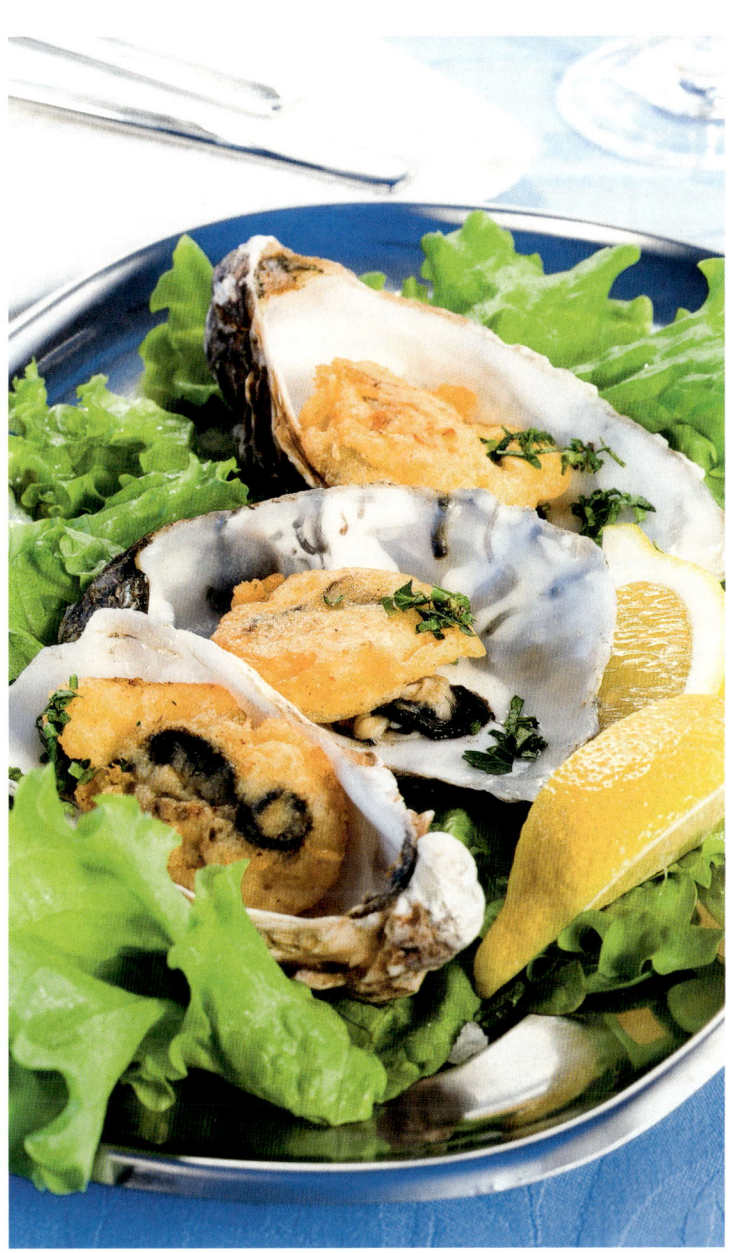

Austern wird eine aphrodisierende Wirkung nachgesagt. Sicher ist, dass sie viel Vitamin B_{12} enthalten, das u. a. für die Zellerneuerung zuständig ist.

Die Vitamin-B_{12}-Aufnahme hängt stark von der Höhe der mit einer Mahlzeit aufgenommenen Einzeldosis ab. Je größer diese ist, umso geringer ist die Aufnahmerate. Deshalb können aus der Vitamin-B_{12}-Menge einer Mahlzeit nur etwa maximal 1,5 µg aufgenommen werden. Folglich ist es günstiger, häufige und kleine Vitamin-B_{12}-Mengen zuzuführen. Bei sehr hohen Dosen, wie sie in Medikamenten anzutreffen sind, gewinnt die Vitamin-B_{12}-Aufnahme durch freie Diffusion an Bedeutung. Enthält ein Vitaminpräparat zum Beispiel 500 µg Cobalamin, gelangt unabhängig von den maximal 1,5 µg aktiv aufgenommenen Vitaminmengen auf jeden Fall ein Prozent – in diesem Fall 5 µg – der Dosis frei in den Körper.

Die Versorgung mit Vitamin B_{12} ist für Menschen, die Eier und Milch zu sich nehmen, kein Problem.

Acht Prozent der Männer und 26 Prozent der älteren Frauen erreichen die empfohlene tägliche Zufuhr nicht. Allerdings ist die Ursache dafür in der Regel nicht eine zu geringe Zufuhr über

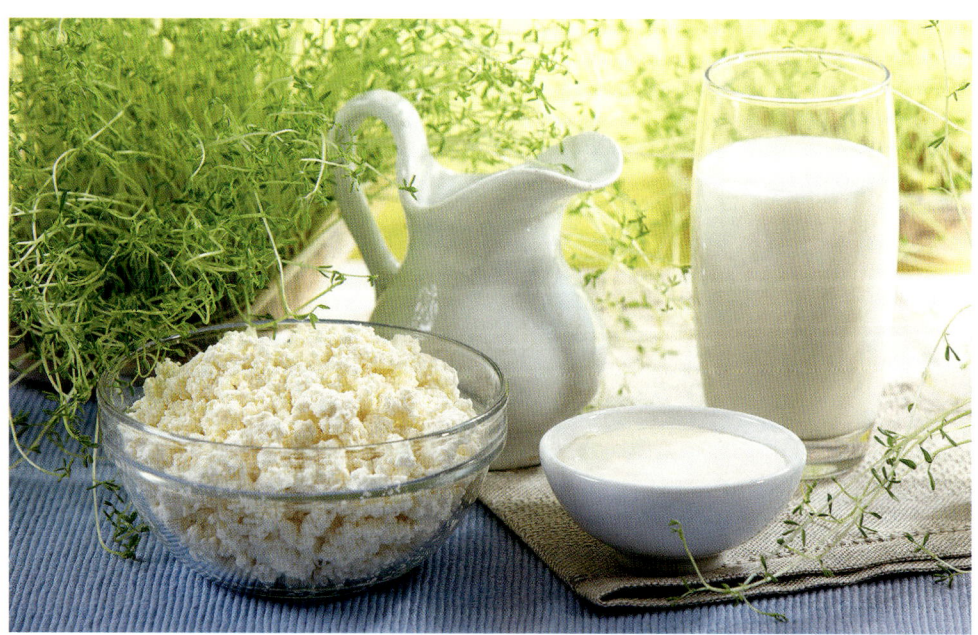

die Nahrung, sondern eine verminderte Aufnahme. Das relativ sensible System der aktiven B_{12}-Aufnahme über den Intrinsic Factor ist das schwächste Glied in der Kette.

Problematisch wird das bei chronischen Magen- und Darmerkrankungen, einer krankhaften Darmbesiedlung (zum Beispiel durch den Fischbandwurm, übertragen durch rohen Süßwasserfisch), verschiedenen angeborenen Störungen des Cobalamin-Stoffwechsels und einer chronischen Magenschleimhautentzündung (Stichwort „Helicobacter pylori"). Auch manche Medikamente, ein Mangel an Magensäure – wie er vor allem bei älteren Personen vorkommt – sowie eine vorangegangene Entfernung des Magens und damit der Intrinsic-Factor-Produktion, führen zu einem Defizit. In all diesen Fällen muss es gespritzt werden.

Was passiert bei einem Mangel?

Ein Vitamin-B_{12}-Mangel beeinträchtigt nahezu den gesamten Körper. Er beginnt in der Regel mit unspezifischen Symptomen wie leichter Ermüdbarkeit, allgemeiner Schwäche und Herzklopfen. Haut und Schleimhäute werden blass.

Schließlich ist der Gehalt an roten Blutkörperchen vermindert und das Blutbild zeigt charakteristische große Blutkörperchen. Man erkennt diesen Mangel auch an Zungenbrennen oder -entzündungen. Weitere Symptome sind Kribbeln oder Einschlafen von Händen und Füßen. Gleichzeitig treten andere Vitaminmängel und ein Eisendefizit auf. Schwindet der Sehnerv, muss sofort hoch dosiert Vitamin B_{12} gegeben werden. Wird die Mangelerscheinung in diesem Stadium entdeckt, kann man die Symptome durch entsprechende Cobalamin-Gabe beseitigen.

Hält der Mangel an, tritt das zweite Erscheinungsbild des akuten Vitamin-B_{12}-Mangels auf – man nennt dies die funikuläre Myelose. Hier kommt es zur Beeinträchtigung der Nervenscheiden, was sehr rasch zu unheilbaren Schäden am Nervensystem führen kann.

!

> Schwäche, Herzklopfen und leichte Ermüdbarkeit können einem echten Mangel um Jahre vorausgehen.

Bei Veganern kommt hinzu, dass durch ihre normalerweise sehr gute Versorgung mit Folsäure ein Vitamin-B_{12}-Mangel sehr leicht übersehen und möglicherweise erst zu spät erkannt wird.

Durchschnittliche Vitamin-B_{12}-Gehalte verschiedener reichhaltiger Lebensmittel

100 g VERZEHRBARES LEBENSMITTEL	µg VITAMIN B_{12}
Rinderleber	65
Schweineleber	39
Rinderniere	33,4
Austern	15
Salz- oder Pökelhering	13
Kalbsherz	11
Ostseehering	11
Bückling	9,7
Makrele	9
Rindfleisch	5

Vitamin A
Warum benötigen Sie Vitamin A?
Vitamin A (Retinol) ist vor allem für die Sehkraft erforderlich sowie für eine gesunde Haut.

Welche Lebensmittel enthalten Vitamin A?
Vitamin A kommt ausschließlich in tierischen Produkten vor, man führt es über die Nahrung (Leber und andere tierische Produkte) direkt zu. Eine weitere Vitamin-A-Quelle ist seine Vorstufe, das Provitamin A, das problemlos in Vitamin A umgewandelt wird. Mit diesem „Provitamin" ist keine Überdosierung beziehungsweise Vergiftung möglich, da es der Körper nur bei Bedarf in das aktive Vitamin umwandelt und die Vorstufe beispielsweise im Unterhautfettgewebe speichert.

!

Die Vitamine A, C und E sind für ihre antioxidative Wirkung bekannt; sie wirken dem Alterungsprozess entgegen.

Ebenso ist ein Mangel selten zu beobachten, da das Vitamin hitzeunempfindlich ist.

Man geht von einem durchschnittlichen Tagesbedarf bei Erwachsenen von 0,8 (Frauen) bis 1,1 (Männer) mg Vitamin A pro Tag aus. Die Reserven reichen etwa ein Jahr. Lebensmittel, die viel davon enthalten, finden Sie in der folgenden Tabelle.

Durchschnittliche Vitamin-A-Gehalte verschiedener reichhaltiger Lebensmittel

100 g VERZEHRBARES LEBENSMITTEL	mg VITAMIN A BZW. PROVITAMIN A
Schweineleber	33
Lebertran	30
Leberwurst, grob	8,3
Aprikose, getrocknet	5,8
Karotten, roh	1,5
Pfifferlinge	1,4
Dosenmöhren	1
Aal	1
Hühnereigelb	0,9
Grünkohl	0,9

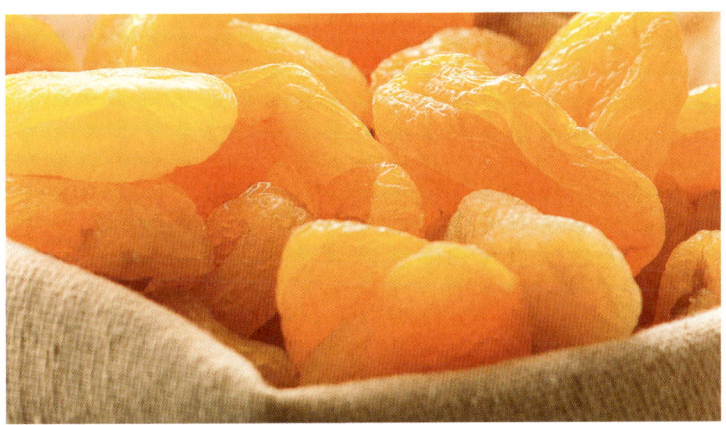

Den täglichen Bedarf an Vitamin A können Sie mit getrockneten Aprikosen decken.

Vitamin E

Warum benötigen Sie Vitamin E?

Auch Vitamin E (Alpha-Tocopherol) hat eine Schutzwirkung vor Sauerstoff und hilft damit Alterserscheinungen vorzubeugen.

Die Verzehrsstudie des Bundesministeriums für Ernährung, Landwirtschaft und Verbraucherschutz zeigte, dass 48 Prozent der Männer und 49 Prozent der Frauen die empfohlene tägliche Zufuhr von Vitamin E nicht erreichen – unabhängig vom Alter. Man geht bei Erwachsenen von einem Bedarf von etwa 15 mg/Tag aus – zehn Prozent Zubereitungsverluste müssen berücksichtigt werden.

!

Viele erreichen die empfohlene tägliche Zufuhr von Vitamin E nicht.

Welche Lebensmittel enthalten Vitamin E?

Durchschnittlicher Vitamin-E-Gehalt einiger Lebensmittel

100 g VERZEHRBARES LEBENSMITTEL	mg VITAMIN E
Weizenkeimöl	174
Sonnenblumenkerne	51
Traubenkernöl	32
Kürbiskerne	30
Weizenkeimlinge	25
Lebertran	20
Sojaöl	17
Pflanzenmargarine	16
Lupinenöl	15
Leinöl	5,8

Vitamin C

Warum benötigen Sie Vitamin C?

Vitamin C (Ascorbinsäure) hat viele Funktionen im Körper und ist an zahlreichen anderen beteiligt. Ab 40 sind wichtig:

- antioxidative Wirkung, das heißt: Schutz vor den negativen Wirkungen des Sauerstoffs

- Auffrischung von verbrauchtem Vitamin E, dadurch Verringerung des Vitamin-E-Bedarfs
- wichtig für die Kollagenbildung (Hauptbaustoff der Knochen)
- Erhöhung der Knochendichte
- wichtige Rolle bei der Eisenversorgung und -speicherung des Körpers
- Erhöhung der Widerstandskraft gegenüber Infektionen
- Reduzierung des Cholesterinspiegels im Blut

Eine optimale Versorgung ist bei Erwachsenen mit etwa 75 bis 100 mg/Tag gewährleistet, aus Vorsorgegründen erhöht man oft auf 150 mg. Leider wird bei uns häufig nicht genug von dem Vitamin aufgenommen. Die tägliche Aufnahme von Vitamin C bleibt bei einem Drittel aller Männer und Frauen – und nicht nur

1 Glas Orangensaft deckt den Tagesbedarf an Vitamin C eines Erwachsenen.

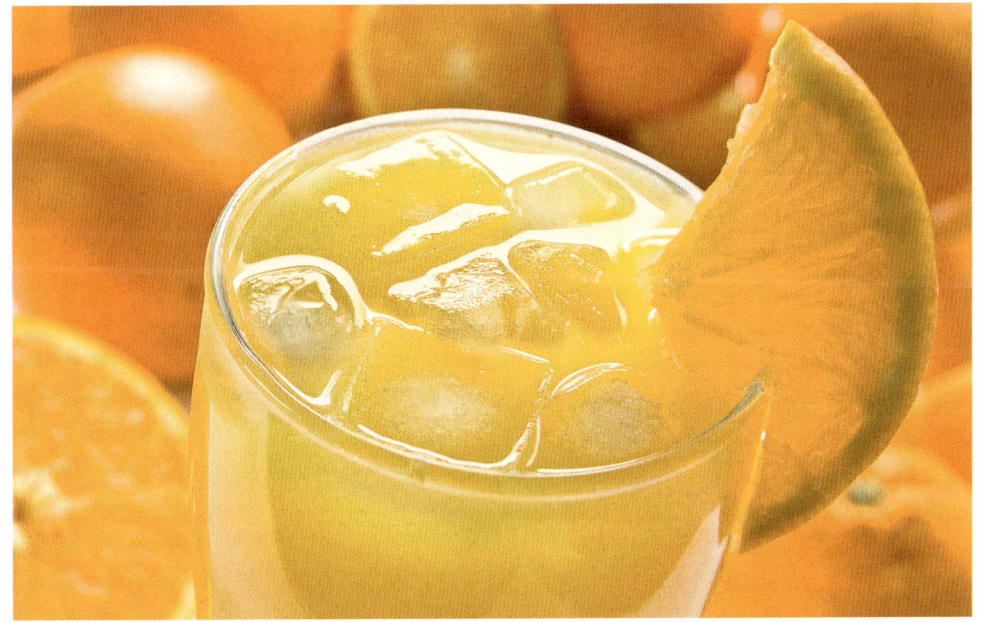

bei Älteren – unter den Empfehlungen, und das bei unserem reichhaltigen Angebot an Vitamin-C-reichem Obst und Gemüse.

> 1 Kiwi oder 1 Glas frisch gepresster Orangensaft (ca. 200 ml) decken den Tagesbedarf eines Erwachsenen.

Was passiert bei einem Mangel?

Zeichen eines massiven Vitamin-C-Mangels sind zum Beispiel Zahnfleisch- und Schleimhautblutungen sowie Schmerzen in den stärker beanspruchten Muskeln, vor allem in den Waden. Die Wundheilung und Narbenbildung unterbleibt beziehungsweise bereits verheilte Wunden brechen wieder auf. Solche Mangelsituationen sind jedoch bei uns kaum noch zu beobachten.

Was passiert bei einer Überdosierung?

!

Hochdosierte Vitaminpräparate können Durchfall verursachen.

Aber auch ein Zuviel an Vitamin C ist nicht gesund. Ursprünglich glaubte man, dass Vitamin C fast unbedenklich eingenommen werden kann. Dies gilt jedoch nur für natürliches Vitamin C – also ausschließlich aus Nahrungsmitteln aufgenommenes. Bei hochdosierten Vitaminpräparaten, die noch dazu über einen langen Zeitraum eingenommen wurden, konnte man zum Teil Magen-Darm-Störungen wie Durchfall beobachten. Setzte man die Pillen oder Pülverchen ab, verschwanden diese Symptome jedoch schnell.

Anders sieht es jedoch bei anderen Gesundheitsstörungen aus. Nicht auszuschließen ist ein Anstieg des Cholesterinspiegels und eine Zerstörung von Vitamin B_{12}. Die Verbraucherzentralen berichten von Schäden am Erbgut, Arteriosklerose und Herzinfarkt bei Einnahme hochdosierter Vitaminpräparate (ca. 500 mg pro Tag). 500 mg erhält man bereits, wenn man drei im Supermarkt erhältliche Brausetabletten einnimmt.

Welche Lebensmittel enthalten Vitamin C?

Durchschnittlicher Vitamin-C-Gehalt einiger Lebensmittel

100 g VERZEHRBARES LEBENSMITTEL	mg VITAMIN C
Acerolakirschen	1700
Hagebutten	1045
Sanddornbeeren	450
Guave	273
Sanddornbeerensaft	266
schwarze Johannisbeeren	189
Petersilie, roh	166
rote Paprika	140
Rosenkohl, roh	115
Brokkoli, roh	114

Mineralstoffe – können nicht selbst gebildet werden

Unsere Gesundheit hängt nicht nur von Vitaminen, lebensnotwendigen Eiweißstoffen und Fettsäuren ab, auch Mineralstoffe sind Substanzen, die wir benötigen, um gesund zu bleiben. Da die einzelnen Mineralien chemisch oder funktionell nicht miteinander vergleichbar sind, können sie sich in ihrer Funktion nicht gegenseitig ersetzen. Im Unterschied zu manchen Vitaminen werden sie vom Körper jedoch nicht verbraucht. Da sie aber zum Beispiel über den Schweiß oder Urin wieder ausgeschieden werden, müssen wir sie ebenfalls stetig zu uns nehmen.

!

Als Faustformel gilt: Ihr Bedarf ist ausreichend gedeckt, wenn Ihr Körper gesund und leistungsfähig bleibt.

Jod

Jod ist ein Mineralstoff, an dem in der Bundesrepublik typischerweise ein Mangel herrscht.

Etwa 10 bis 20 mg Jod haben wir im Körper, fast alles davon in der Schilddrüse. Dieser Speicher reicht theoretisch ein halbes Jahr für die Produktion von Schilddrüsenhormonen. Eine kurzzeitig erniedrigte Jodzufuhr bedeutet somit nicht sofort auch einen Jodmangel.

Warum benötigen Sie Jod?

Eine gute Jodversorgung benötigt man für einen ausreichenden Schilddrüsen-Hormonspiegel. Eine jodarme Ernährung führt nicht nur zum Kropf, sondern kann auch die Entstehung von Schilddrüsenkrebs begünstigen. Die Häufigkeit der Schilddrüsenvergrößerung liegt in Deutschland deutlich über zehn Prozent. Damit zählt die Bundesrepublik, auch nach Einschätzung der Weltgesundheitsorganisation WHO, zu den Kropfgebieten, vor allem in der südlichen Region.

Die wünschenswerte Höhe der täglichen Jodzufuhr liegt bei 200 µg/Tag (µg = 0,001 mg), ab 51 Jahren bei 180 µg am Tag. Ei-

!

Eine jodarme Ernährung kann auch die Entstehung einer Schilddrüsenkrebserkrankung fördern.

Stellen Sie Ihren Haushalt auf jodiertes Speisesalz um.

nen erhöhten Jodbedarf haben Veganer und Personen mit Jod-
mangelkrankheiten.

Welche Lebensmittel enthalten Jod?

Eine Quelle für Jod ist zum Beispiel jodiertes Speisesalz. Es zählt
bei uns zu den diätetischen, entsprechend gekennzeichneten Lebensmitteln. Es enthält mindestens 15 mg und höchstens 25 mg
Jod pro kg Kochsalz. Mit der empfohlenen Salzzufuhr von 5 g
können somit 100 µg Jod aufgenommen werden, also ungefähr
so viel, wie in der täglichen Nahrung fehlt. Diese Menge ist nach
gängiger wissenschaftlicher Ansicht auch bei Unter- oder Über-
funktion der Schilddrüse, bei den „heißen Knoten" (= Schilddrü-
sengewebe, das sich „verselbstständigt" hat und unkontrolliert
Schilddrüsenhormone produziert) und bei der Jodakne unbedenklich.

Durchschnittlicher Jodgehalt einiger Lebensmittel

LEBENSMITTEL	GEHALT PRO 100 g	PORTIONSGRÖSSE	DECKUNG DER TAGESEMPFEHLUNG
Schellfisch, frisch gegart, Zuschnitt	190 µg	150 g	143 %
Fischstäbchen, gefroren	177 µg	150 g	133 %
Kabeljau, tiefgefroren, gegart	133 µg	150 g	100 %
Garnele	130 µg	100 g	65 %
Miesmuschel, gegart	89 µg	100 g	45 %
Krustentiere, gegart	89 µg	100 g	45 %
Rotbarsch, frisch gegart, Zuschnitt	76 µg	150 g	57 %
Hartkäse Magerstufe	58 µg	30 g	9 %
Parmesan	40 µg	30 g	6 %
Thunfisch in Öl	40 µg	65 g	13 %
Edelpilzkäse	40 µg	30 g	6 %

!

Frühsymptome eines Jodmangels können mangelnde Antriebskraft, Depressionen und andere Befindlichkeitsstörungen sein.

Was passiert bei einem Mangel?

Bereits bei geringfügiger Unterversorgung erkennt man einen Jodmangel äußerlich häufig an dem Kropf, also der vergrößerten Schilddrüse. Weitere Anzeichen für einen Jodmangel können ständige Müdigkeit, Konzentrationsschwäche und spröde Haare sein. Viele Körperfunktionen werden langsamer und träger: Geistige und körperliche Fähigkeiten lassen schneller und stärker nach, als es dem Alter entspricht. Die Haut kann trocken und schuppig werden, das Gesicht wirkt verquollen, es tritt Darmträgheit auf, man neigt zum Frieren und zu Infekten.

Kalzium

Kalzium, im Volksmund auch als Kalk bezeichnet, ist der wichtigste Mineralstoff des Körpers. Dennoch erreichen 46 Prozent der Männer sowie 55 Prozent der Frauen die empfohlene tägliche Zufuhr nicht. Diese Anteile sind bei den älteren Männern (61 Prozent) und Frauen (65 Prozent) auffallend höher.

!

Kalzium dient dem Aufbau und Erhalt von Knochen und Zähnen.

Warum benötigen Sie Kalzium?

Kalzium ist wichtig für den Aufbau und den Erhalt von Knochen und Zähnen. Der Mineralstoff hat viele weitere Funktionen und ist Teil der aktiven Form des Vitamin D. Das im Skelettsystem vorhandene Kalziumphosphat dient als Reservoir, das benötigt wird, wenn von der Niere zu viel Kalzium und Phosphat ausgeschieden wird.

Welche Lebensmittel enthalten Kalzium?

Die Kalziumaufnahme wird von vielen Faktoren beeinflusst. So hängt der Bedarf von der Phosphatzufuhr ab: Ein zu hoher Phosphatgehalt der Nahrung beeinflusst unseren Kalziumhaushalt negativ. Optimal wäre ein Verhältnis von Kalzium zu Phosphat in unserer Nahrung von 1:1. Die meisten Lebensmittel enthalten mehr Phosphat als Kalzium, sodass durch die übliche Nahrungszusammenstellung ein Verhältnis von 1:2 beziehungsweise 1:3 erreicht wird. Ein ideales Kalzium-/Phospatverhältnis finden Sie in der folgenden Tabelle:

Kalziumreiche Lebensmittel mit idealem Phosphatgehalt

100 g VERZEHRBARES LEBENSMITTEL	ENTHALTENE KALZIUMMENGE IN mg (VERHÄLTNIS KALZIUM : PHOSPHAT)
trockene Schlafmohnsamen	1460 (1,7:1)
Magermilchpulver	1290 (1,3:1)
Parmesan	1178 (1,6:1)
Bergkäse, Vollfettstufe	1100 (1,6:1)
Appenzeller	1090 (1,5:1)
Vollmilchpulver	1047 (1,5:1)
Emmentaler	1029 (1,6:1)
Sesamsamen	ca. 1000 (1:2)
Tilsiter	910 (1,6:1)
Gouda	820 (1,9:1)

Da Phosphat zusätzlich oft als Zusatzstoff eingesetzt wird, nimmt man durch den Verzehr von Fleisch, Fleischwaren, Brot, Käse und Fertigprodukten viel Phosphat auf. Besonders reichlich ist es in Cola und Schmelzkäse enthalten. Ein sehr günstiges Lebensmittel ist Milch. Sie enthält mehr Kalzium als Phosphat. Außerdem fördert Milchzucker (Laktose) die Aufnahme von Kalzium. Der Gehalt an Laktose macht Milchprodukte zur besten Kalziumquelle. Daher wird bei Kalziummangel sogar die Zugabe von Trockenmilchpulver empfohlen, um das Kalziumangebot zu verbessern.

Geben Sie zu hellen gebundenen Suppen und Soßen, zu Salat-dressing, Kartoffelpüree und Milchspeisen Trockenmagermilch hinzu. Ein Zusatz von 10 g Trockenmagermilch pro Portion liefert etwa 130 mg Kalzium.

!

Voraussetzung für eine optimale Kalziumversorgung ist ein ausgeglichener Vitamin-D-Haushalt.

Wenn Sie keine Milch vertragen (Allergie oder Laktoseunverträglichkeit), versuchen Sie es einmal mit vergorenen Milchprodukten wie Joghurt oder Käse. Käse ist generell eine ideale Kalziumquelle. Studien ergaben, dass die Gesamtknochenmasse bei Versuchspersonen mit regelmäßigem Käsekonsum stärker zunahm als bei der Einnahme von künstlichen Kalziumpräparaten.

Um ausreichend Kalzium aufnehmen zu können, benötigen Sie Vitamin D. Das Vitamin ist für den Transport des Mineralstoffs durch die Darmzellen absolut notwendig. Fehlt es, kann das Kalzium nicht aus dem Darm in die Blutbahn gelangen und verlässt den Körper. Umgekehrt ist sowohl die Mineralisierung

Parmesan hat einen idealen Phosphat-gehalt.

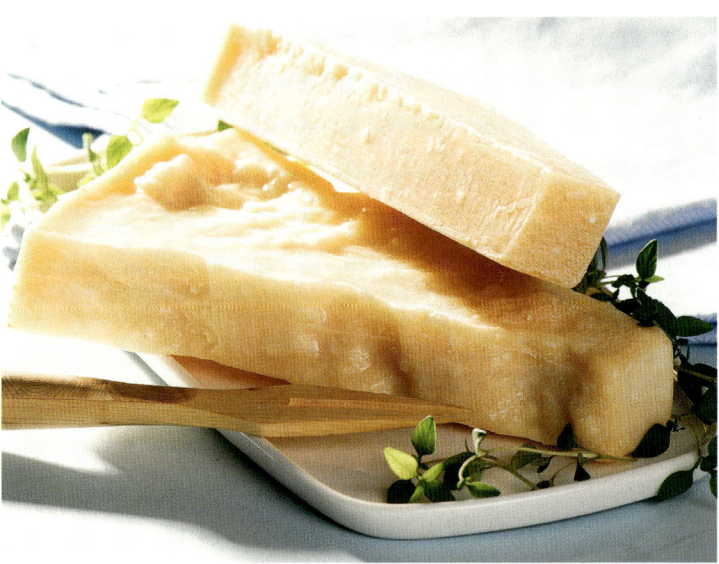

des Knochens als auch die Regulation des Vitamin-D-Stoffwechsels von der aktuellen Verfügbarkeit von Kalzium abhängig.

Auch Fruchtsäuren und ausreichende körperliche Bewegung sind wichtig für eine gute Kalziumaufnahme. Östrogene steigern die Aufnahme von Kalzium im Darm. Daher haben Frauen mit einem Östrogenmangel einen erhöhten Kalziumbedarf.

Die wünschenswerte Zufuhr von Kalzium ist nicht so leicht festzulegen, da seine Aufnahme – wie vorher beschrieben – von bestimmten Nahrungsmittelinhaltsstoffen gefördert beziehungsweise gehemmt wird. Es müssen daher nicht nur die üblichen Bedarfskriterien wie Alter oder Geschlecht und körperliche Leistung berücksichtigt werden. Man muss auch die UV-Bestrahlung, das heißt das Sonnenbaden, und die damit zusammenhängende Vitamin-D-Produktion, spezielle Nahrungsfaktoren und insbesondere den Phosphatgehalt der Kost berücksichtigen. Wie Sie gelesen haben, ist ein Kalzium-Phosphat-Verhältnis von 1:1 optimal. Die hohe Phosphataufnahme und ein Kalzium-Phosphat-Verhältnis der üblichen Kost von 1:2 in Zusammenhang mit der unbefriedigenden Kalziumversorgung muss als kritisch eingeschätzt werden, da auf diese Weise dem Osteoporoserisiko Vorschub geleistet wird.

Die empfohlene Tageszufuhr für Erwachsene liegt bei 1000 mg, also 1 g pro Tag, bei Frauen ab 50 Jahren 1500 mg beziehungsweise bei Östrogeneinnahme auch nur 1000. Ab dem 60. Geburtstag steigt diese Empfehlung auf 1,5 g. Männer sollten diese Menge ab dem 65. Lebensjahr zuführen. Der Bedarf ist außerdem erhöht bei langfristiger Einnahme bestimmter Medikamente und Erkrankungen wie Osteoporose.

Was passiert bei einem Mangel?
Sinkt der Kalziumbestand im Blut, wird der Mineralstoff automatisch aus den Knochen mobilisiert, wobei die Anpassungskapazität und -geschwindigkeit sehr starken individuellen Schwankun-

!

Symptome für
einen Kalzium-
mangel sind
Knochenbrüche,
Osteoporose sowie
Übererregbarkeit
von Nerven und
Muskeln.

gen unterliegt. Im Allgemeinen zeigt die Kalziumbilanz im Körper eine Abhängigkeit von seiner Aufnahme, und der Speicher „Knochen" kann nicht unendlich lange angezapft werden. Wird über einen längeren Zeitraum zu wenig Kalzium über die Nahrung angeliefert, verliert der Knochen seine Stabilität. Funktionsverluste und Knochenbrüche können die Folge sein. Auch die Entstehung der Osteoporose wird gefördert. Dies äußert sich in der zweiten Lebenshälfte durch brüchigere Knochen.

Silizium

Silizium (Kieselsäure) ist kein Mineralstoff, von dem ein Mangel zu erwarten ist. Im Gegenteil: Wir sind gut damit versorgt. Jedoch lassen wissenschaftliche Erkenntnisse aufhorchen.

Warum benötigen Sie Silizium?

Silizium ist ein Spurenelement. Damit ist gemeint, dass die Konzentration im menschlichen Gewebe mit insgesamt nur etwa 1,4 g sehr gering ist. Dennoch ist die Substanz in fast jeder Zelle vorhanden, denn Silizium ist ein notwendiger Bestandteil der obersten Hautschicht und des Bindegewebes. Es spielt eine wichtige Rolle als Nähr- und Aufbaustoff für Knorpelmasse, Bindegewebe, Haut, Haare und Nägel. Entsprechend findet man relativ viel davon in den schnell wachsenden Zellen wie denen der Haut und ihrer Anhangsgewebe. Außerdem scheint Silizium für die Knochenbildung und -reifung benötigt zu werden. Osteoporotische, brüchige Knochen enthalten angeblich weniger Silizium als stabile, elastische.

Mit dem Alter nimmt der Siliziumgehalt im Körper und damit die Elastizität und Spannkraft des Bindegewebes ab. Auch das Bindungsvermögen von Feuchtigkeit ist betroffen, da Kieselsäure diese Fähigkeit der Haut unterstützt. Die Haut soll dadurch eine bessere Wasserbindefähigkeit bekommen, wieder straffer werden und die notwendige Feuchtigkeit besser halten. Insgesamt wird

!

Mit dem Alter
nimmt der Silizium-
gehalt im Körper
ab – die Haut ist
nicht mehr so
straff.

der Hautstoffwechsel positiv beeinflusst. Zugleich soll Silizium den Aufbau des Bindegewebes und das Wachstum von Haar und Fingernägeln günstig beeinflussen.

Kieselsäure kann zwar das Altern der Haut nicht verhindern, aber dazu beitragen, den Körper mit dem für die Schönheit so wichtigen Silizium zu versorgen. Dass sie sich positiv auf Bindegewebe, Haut und Nägel auswirkt, ist auch wissenschaftlich belegt.

Wissenschaftlich noch nicht endgültig bewiesen ist die Vermutung, dass Silizium die Elastizität und Stabilität der Arterienwände fördert. Angeblich wirkt siliziumreiches Trinkwasser in Japan sogar Herz-Kreislauf-Beschwerden entgegen. Zusätzlich soll es das Immunsystem stärken, gegen Bindegewebsschwäche und deren Folgeerkrankungen helfen, den Blutdruck bei Hochdruckpatienten senken und beim Kampf gegen Osteoporose unterstützend wirken.

Leider gibt es nur sehr wenige wissenschaftliche Forschungen, die sich mit den gesundheitsbezogenen Aufgaben des Siliziums im menschlichen Körper befassen. Nach Angaben des Berufsverbandes der Frauenärzte soll dieses Element jedoch tatsächlich positive Wirkung auf Gewebe und Haut haben. Sogar eine Waffe gegen Cellulitis könnte es sein. Obwohl in Einzelfällen eine Besserung der Hautdellen beschrieben wurde, findet man leider keine Studien, die das wissenschaftlich belegen.

Vitamin- und Mineralstoffpräparate – am besten in natürlicher Kombination

Es ist erwiesen, dass eine obst- und gemüsereiche Ernährung einen schützenden Effekt auf Gefäß-, Herz-Kreislauf-Erkrankungen und Krebs hat – besser als jedes Pülverchen. Die Verzehrsstudie des Bundesministeriums für Ernährung, Landwirtschaft und Verbraucherschutz ergab, dass im Durchschnitt zu wenig Obst und Gemüse gegessen wird. 400 g Gemüse pro Tag sollte man essen –

> **!**
> Wir essen oft nicht genügend Gemüse und Obst.

!

Gerade diejenigen greifen zu Nahrungsergänzung, die sich sowieso bewusst ernähren und Zusatzprodukte nicht benötigen.

Nehmen Sie Vitamine und Mineralstoffe am besten in natürlicher Kombination auf.

diese Menge unterschreiten etwa 87 Prozent der Befragten. 250 g Obst sollte man pro Tag verzehren, das erreichen 59 Prozent der Befragten ebenfalls nicht.

Man fand heraus, dass ältere wie jüngere Personen in erster Linie Magnesium, Kalzium, Vitamin E und Multivitaminpräparate einnehmen. Allerdings nehmen diejenigen, die zu den Präparaten greifen, bereits über die Nahrung ausreichend davon zu sich. Hinzu kommt, dass isoliert oder künstlich hergestellte Vitamine in der Regel längst nicht so wirkungsvoll sind wie ihre natürlichen Varianten. Isolierte, chemisch synthetisierte Vitamine versorgen den Körper sicher nicht mit allem, was er an Vitaminen braucht, auch wenn das in der Werbung anders dargestellt wird. Ein Grund dafür ist, dass die für unsere Gesundheit wirklich wichtigen Substanzen noch gar nicht alle identifiziert sind. Ernährung und Stoffwechsel sind extrem komplexe Vorgänge, die nicht so einfach zu durchschauen sind, wie manche Hersteller uns das weismachen möchten. An natürliche Vitamine, die

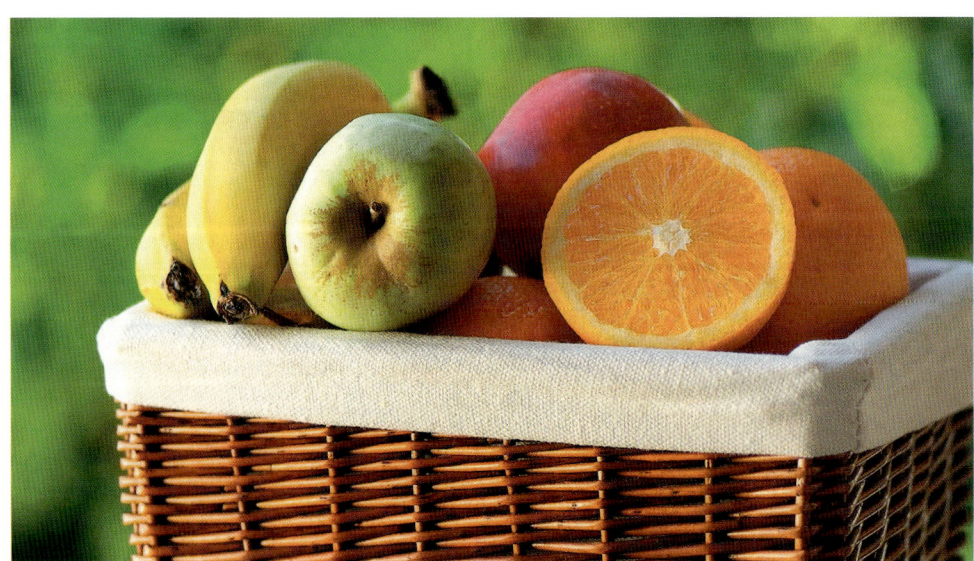

sich in ihrem natürlichen Umfeld befinden, ist der Mensch seit Jahrtausenden gewöhnt. Inwiefern sich künstliche Vitamine auf die Gesundheit auswirken, werden die nächsten Jahrzehnte zeigen. Ob man dafür allerdings als Versuchskaninchen herhalten will, muss jeder für sich selbst entscheiden.

Sekundäre Pflanzenstoffe – wirken als Antioxidantien

Als sekundäre Pflanzenstoffe bezeichnet man eine Fülle chemisch ganz unterschiedlicher Verbindungen, die in sehr geringen Konzentrationen in Pflanzen vorkommen. Sie üben beim Menschen eine medizinische Wirkung aus und sind Bestandteil zahlreicher Arzneimittel. Es gibt 60.000 bis 100.000 verschiedene sekundäre Pflanzenstoffe, etwa 40 Prozent davon sind erst bekannt. Von Weißkohl kennt man zum Beispiel mindestens 49.

Über ihr Zusammenspiel weiß man noch fast gar nichts. Die roten, grünen und gelben Farbstoffe in der Paprika, die Duftstoffe in der Gurke und die Substanz in der Zwiebel, die uns die Tränen

> Als sekundäre Pflanzenstoffe bezeichnet man ganz unterschiedliche Verbindungen, die in sehr geringen Konzentrationen in Pflanzen vorkommen.

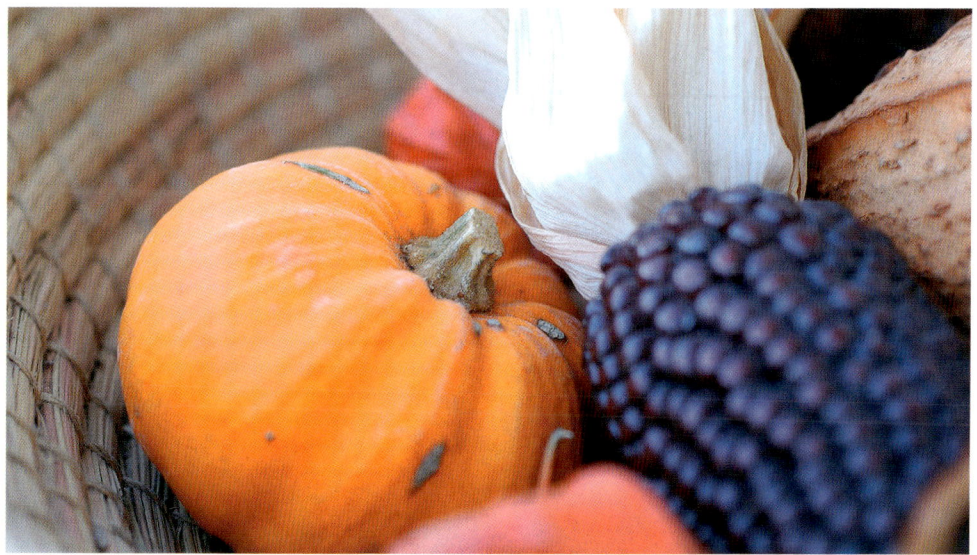

!

Über das Zusammenspiel der sekundären Pflanzenstoffe weiß man noch sehr wenig.

in die Augen treibt, gehören zum Beispiel dazu. Sie kennen sicherlich die schützende Wirkung von Knoblauch vor Herz-Kreislauf-Erkrankungen, die anregende von Kaffee oder die stopfende von Kakao – ohne dass Sie sich womöglich der Tatsache bewusst sind, dass diese auf sekundäre Pflanzenstoffe zurückzuführen sind.

Die Pflanze benötigt sekundäre Pflanzenstoffe nicht unbedingt zum Überleben, sie verteidigt sich mit ihrer Hilfe jedoch zum Beispiel gegen Krankheitserreger und Schädlinge. Nehmen wir diese Stoffe nicht zu uns, führt dies nicht zu akuten Mangelerscheinungen, jedoch erhöht sich nach gängiger wissenschaftlicher Meinung langfristig das Risiko, bestimmte Krebsformen zu entwickeln. Wenn Sie sich vollwertig ernähren, nehmen Sie automatisch viele dieser gesundheitsfördernden Substanzen auf. Man geht davon aus, dass man mit einer gemischten Kost ca. 1,5 g pro Tag davon isst. Nicht viel, meinen Sie? Zum Vergleich: Auch Hormone wirken in sehr geringen Konzentrationen.

!

Wenn Sie sich vollwertig ernähren, nehmen Sie automatisch viele dieser gesundheitsfördernden Substanzen zu sich.

Welche Lebensmittel enthalten sekundäre Pflanzenstoffe?

Pflanzliche Bioprodukte enthalten in der Regel höhere Konzentrationen an sekundären Pflanzenstoffen als konventionelle Lebensmittel. Dies liegt daran, dass diese ohne Pestizide angebaut werden und somit im ökologischen Anbau stärker auf ihre eigenen Abwehrmechanismen angewiesen sind. In der Fachliteratur werden höhere Werte zwischen 15 und knapp 100 Prozent angegeben.

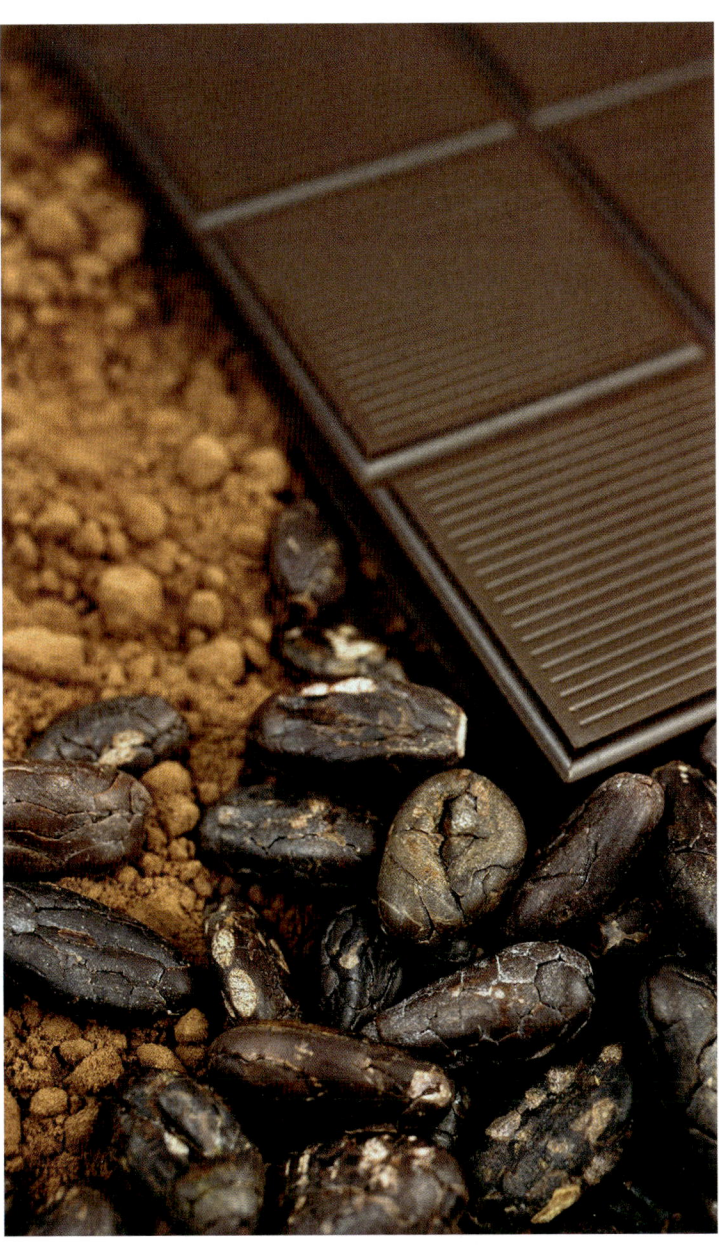

Sie kennen vielleicht die stopfende Wirkung von Kakao – ohne sich der Tatsache bewusst zu sein, dass diese auf sekundäre Pflanzenstoffe zurückzuführen ist.

Lebensmittel, die sekundäre Pflanzenstoffe enthalten, sowie ihre
gesundheitsvorbeugenden Wirkungen

SUBSTANZKLASSE	GESUNDHEITLICHE WIRKUNG	LEBENSMITTEL, DIE SIE ENTHALTEN
Carotinoide mit Betacarotinoiden, Lykopin und Lutein	K, H, C, A, I	Grünkohl, Spinat, Kopfsalat, Brokkoli, Erbsen, Rosenkohl, Karotten, Tomaten, Kürbis, Grapefruit, Melonen und Aprikosen
Saponine	K, H, C	Hülsenfrüchte (Bohnen, Soja, Kichererbsen)
Polyphenole (z. B. Anthocyane)	K, H (beeinflusst den Blutzuckerspiegel, wirkt entzündungshemmend, antithrombotisch, blutdrucksenkend)	Grün- und Weißkohl, Weizenkörner – auch gekeimt, Radieschen, grüner Tee, Weintrauben, Nüsse, Beeren, Randschichten der Pflanzen, z. B. Kartoffel- und Fruchtschalen
Sulfide	K, H, C (wirkt entzündungshemmend, antithrombotisch)	Kohl und andere Zwiebelgewächse wie Knoblauch, Zwiebel, Schnittlauch, Lauch
Glucosinolate	K, H, C	Weiß-, Rot-, Blumen- und Rosenkohl, Knoblauch, Brokkoli, Kohlrabi, Rettich, Senf, Raps, Gartenkresse
Phytosterine	K, H, C (unterdrückt das Wachstum von Mikroorganismen)	Sonnenblumenkerne, Sesam, natives Sojaöl und Keimöle (Ausnahme Maiskeimöl), Nüsse
Phytoöstrogene	K, H, C, I, evtl. Osteoporoseschutz	soja- und ballaststoffreiche Lebensmittel, Vollkornprodukte
Flavonoide	K, H (wirkt antioxidativ, antithrombotisch), I (unterdrückt das Wachstum von Mikroorganismen)	Zwiebeln, Grünkohl, Auberginen, schwarzer und grüner Tee, Randschichten von bunt gefärbten Pflanzen (z. B. Heidel- und Johannisbeeren, Tomaten), Blätter (z. B. frischer Kopf- und Endiviensalat), Obst- und Gemüseschalen z. B. von Äpfeln und Birnen
Protease-Inhibitoren	K, H	Kartoffeln, Sojabohnen
Monoterpene	K	Limone, Zitrone, Menthol der Pfefferminze, Kümmelöl

C = cholesterinsenkend, K = krebsvorbeugend, H = positive Wirkung auf das Herz-Kreislauf-System, A = senkt das Risiko für grauen Star (Katarakt) und Makuladegeneration, I = beeinflusst das Immunsystem

Warum benötigen Sie sekundäre Pflanzenstoffe?

Derzeit weiß man noch nicht genügend über die wertvollen Lebensmittelinhaltsstoffe, um Zufuhrempfehlungen für die einzelnen Substanzen auszusprechen.

> **!**
>
> Sekundäre Pflanzenstoffe sollen das Risiko für Krankheiten reduzieren.

Sekundäre Pflanzenstoffe wirken zum Teil als Antioxidantien. Dies sind Substanzen, die als Radikalfänger den Organismus vor gesundheitsschädlichen Wirkungen des Sauerstoffs schützen. Sie sollen sogar das Risiko für Krankheiten wie Arteriosklerose, bestimmte Krebsarten oder Katarakt (grauer Star) reduzieren. Zu den Antioxidantien gehören außerdem auch einige Vitamine (A, C, E).

Außer den sekundären Pflanzenstoffen haben Phytinsäure und Chlorophyll eine krebsvorbeugende Wirkung. Erstere finden Sie in Hülsenfrüchten, Ölsaaten, Nüssen und anderen Samen sowie in den Randschichten von Getreide. Chlorophyll ist der grüne Pflanzenstoff, entsprechend ist es in grünem Gemüse (Spinat, Brokkoli, grüner Salat) enthalten. Alle diese Pflanzen enthalten auch sekundäre Pflanzenstoffe, sodass Sie beim Genuss dieser Substanzklasse gleichzeitig noch weitere wertvolle Substanzen aufnehmen.

Milchsäurebakterien – für den Darm wichtig

„Milchsaure Lebensmittel" sind haltbar gemachte Lebensmittel wie Sauerkraut, Käse, Joghurt, Sauerteig etc. Seit Jahrtausenden werden diese Produkte mithilfe natürlich vorkommender Milchsäurebakterien hergestellt. Die Werbeaussage „mit lebenden Kulturen" stimmt, denn diese Bakterien leben noch. Deshalb kann man aus Joghurt wieder Joghurt herstellen, indem man Milch mit den Bakterien „beimpft", sprich, wieder etwas Joghurt hinzufügt. Man nennt das Herstellungsverfahren Gärung oder Fermentierung und spricht von fermentierten, milchsauer haltbar gemachten oder vergorenen Lebensmitteln. Es funktioniert ähnlich wie beim Wein – nur dass bei diesem Getränk Hefen, also Pilze, verwendet werden.

Früher gelangten die Bakterien unbeabsichtigt, heute gezielt in die Milch beziehungsweise in den Teig und das Gemüse. Diese Mikroorganismen wachsen, vermehren sich und verdauen dabei die Kohlenhydrate, also die verschiedenen Zucker, zu 95 Prozent zu dem Endprodukt Milchsäure, aber auch zu Essig- und Propionsäure. Entsprechend wird das Produkt saurer und ist mit diesen Bakterien angereichert. Es schmeckt anders als Milch und ändert seinen gesundheitlichen Wert – es wird beispielsweise krebsvorbeugend.

Warum benötigen Sie Milchsäurebakterien?
Milchsäurebakterien haben viele positive Wirkungen:
- Milchsäurebakterien wirken krebsvorbeugend.
- Sie aktivieren das Immunsystem. Dies wurde jedoch nur bei regelmäßiger Aufnahme der Bakterien beziehungsweise des Joghurts beobachtet.

Milchsäurebakterien haben viele positive gesundheitliche Wirkungen.

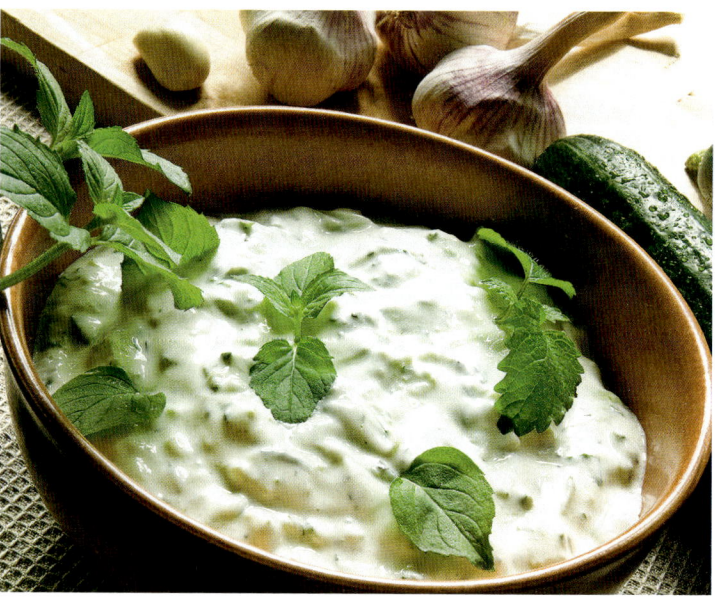

- Sie hemmen Enzyme im Darm, die an der Aktivierung von Vorstufen für krebserzeugende Substanzen beteiligt sind.
- Sie binden erbgutschädigende Substanzen im Darm und inaktivieren sie dadurch. Damit wird eine Schädigung der Erbinformation verhindert.
- Milchsäurebakterien können auch die gefährliche Nitrosaminbildung beeinflussen: Sie nehmen Nitrit in ihren Organismus auf, dadurch steht die Substanz für eine Bildung des gesundheitsschädlichen Nitrosamins nicht mehr zur Verfügung.
- Sie vermindern die Entstehung von gesundheitsschädlichen sekundären Gallensäuren und generell die Bildung freier Gallensäuren.
- Milchsäure fördert, wie auch andere „organische Säuren" wie Zitronen-, Butter- und Essigsäure, die Darmbewegungen und beschleunigt dadurch den Transport des verdauten Speisebreis. Dadurch können gesundheitsschädliche Substanzen nur einen verkürzten Zeitraum auf die Darmschleimhaut einwirken. Dies senkt wiederum das Risiko, Darmkrebs zu bekommen.
- Sie reduzieren die Folgen der erbgutschädigenden Verdauungsprodukte von Fleisch.

> **!**
>
> Wenn Sie viel Joghurt essen, reduzieren Sie die Wahrscheinlichkeit, an Brustkrebs zu erkranken.

Ballaststoffe – erleichtern auch das Abnehmen

Ballaststoffe sind Bestandteile pflanzlicher Lebensmittel, die von Verdauungsenzymen des Menschen nicht abgebaut werden können. Man findet sie vor allem in Getreide, Gemüse, Obst und Samen.

Ursprünglich war man der Meinung, dass Ballaststoffe Ballast sind und keine Vorteile für den Menschen bringen. Diese Meinung änderte sich, als man feststellte, dass Bevölkerungsgruppen mit einem hohen Anteil an Ballaststoffen in ihrer Nahrung kaum an Dickdarmkrebs erkrankten. Vergleicht man das Vorkommen der verschiedenen Krebsarten mit den dort üblichen Ernährungs-

> **!**
>
> Ballaststoffe können der Entstehung von Dickdarmkrebs vorbeugen.

weisen, so zeigt sich, dass diese Krebsform in Europa und Nordamerika hoch und in den Ländern der dritten Welt niedrig ist.

Bislang gibt es keine eindeutige Lehrmeinung darüber, wie viel Ballaststoffe man täglich essen soll, um insbesondere Darmkrebs zu verhindern. Generell nimmt die Bevölkerung in den Industrieländern etwa 20 g Ballaststoffe pro Tag auf, empfohlen werden jedoch 30 g. Dabei sollte ihre Aufnahme nicht in Form von Tabletten oder in isolierter Form wie Hafer- oder Weizenkleie, sondern als ballaststoffreiche Lebensmittel erfolgen.

Wenn Sie ballaststoffreich essen, können Sie eine deutliche Veränderung bei der Zufuhr anderer Nahrungsbestandteile bewirken. So gewährleisten Sie eine Zufuhr weiterer bioaktiver Substanzen, die eng mit einer Ballaststoffaufnahme gekoppelt ist. Ja, es ist sogar wahrscheinlich, dass diese bioaktiven Substanzen eine stärkere Anti-Krebs-Wirkung haben als die Ballaststoffe, außerdem verstärken sie noch deren Wirkung.

Welche Lebensmittel enthalten Ballaststoffe?

Um einen hohen Ballaststoffanteil zu erreichen, ist eine vorwiegend pflanzliche Ernährung mit viel Abwechslung gefragt, da die Ballaststoffe in den einzelnen Lebensmitteln unterschiedlich zusammengesetzt sind und die jeweiligen Wirkungen variieren. Durch den Wechsel der Nahrung wird sichergestellt, dass man eine Mischung der unterschiedlichen Bestandteile und Effekte erreicht.

Über 10 g Ballaststoffe in 100 g Lebensmitteln enthalten zum Beispiel weiße Bohnen, Erbsen und Linsen. Knapp unter 10 g liegen noch die Kichererbsen. Weizen als ganzes Korn weist 11 g Ballaststoffe auf, das daraus hergestellte Mehl (Type 405) nur noch 4 g. 100 g Weizenvollkornbrot enthält 7,5 bis 9 g Ballaststoffe, dieselbe Menge Weißbrot ca. ein Drittel (3,5 g) davon. Dabei muss Vollkorn nicht zwangsweise dunkel und mit groben Körnern sein. Weizenvollkornbrot ist beispielsweise fein und

!

Weiße Bohnen, Erbsen und Linsen enthalten besonders viele Ballaststoffe.

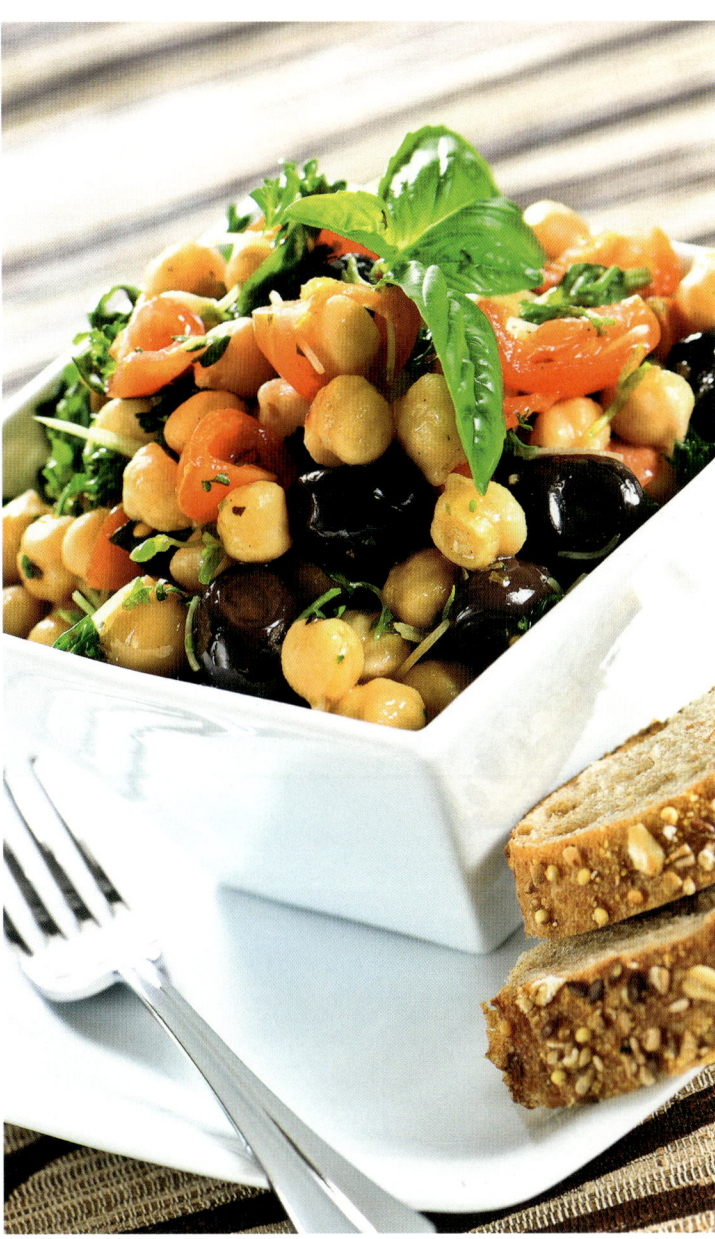

Weiße Bohnen, Erbsen und Linsen enthalten sehr viele Ballaststoffe.

recht hell. Wichtig ist, dass zum Mahlen das gesamte Korn verwendet und nicht auf den Keimling und ballaststoffreiche Randschichten verzichtet wird.

Warum benötigen Sie Ballaststoffe?

Ballaststoffe haben den Vorteil, dass sie das Volumen der Nahrungsmittel vergrößern und so besser sättigen. Hinzu kommt, dass ballaststoffreiche Lebensmittel eine geringere Kaloriendichte aufweisen als ballaststoffarme. Durch Ballaststoffe werden manche Nahrungsbestandteile, beispielsweise Traubenzucker, langsamer aufgenommen. Pektin aus Obst erhöht die Zuckerverträglichkeit, ebenso die sogenannte Hemizellulose aus Hülsenfrüchten, Haferkleie aus Hafer, Roggen und Gerste sowie die Zellulose aus Weizenkleie. Das hat den Vorteil, dass der Blutzuckerspiegel langsamer ansteigt und nicht dieselben Höchstwerte erreicht, wie das ohne Ballaststoffe der Fall ist. Auch die Magenentleerung wird durch Ballaststoffe verlangsamt. Nicht nur dadurch halten sie lange satt. Damit tragen ballaststoffreiche Lebensmittel zu einer guten Figur bei.

!

Ballaststoffe helfen beim Abnehmen und senken den Blutzuckerspiegel.

Durch eine hohe Ballaststoffzufuhr können Sie das Risiko, an Diabetes zu erkranken, reduzieren. Außerdem senken Sie – falls Sie bereits Diabetiker sind – den Blutzuckerspiegel. Dabei wirken diejenigen Ballaststoffe, die natürlicherweise in Lebensmitteln enthalten sind, effektiver als isoliert zugesetzte. Man vermutet sogar, dass der Verzehr ballaststoffreicher Kost über einen längeren Zeitraum zu einer Vermehrung der Insulinrezeptoren führt, sodass das Hormon besser wirken kann. Es scheint, als würde die gesamte Zuckerverdauung verbessert.

Cholesterin wird durch manche Ballaststoffe reduziert. Triglyzeride und Fettsäuren werden weniger aufgenommen. Wenn Sie ballaststoffreiche Lebensmittel essen, so wird Fett generell stärker ausgeschieden und weniger aufgenommen. Dies gilt erfreulicherweise nicht für die Vitamine, die mit ballaststoffreichen Lebensmitteln mit aufgenommen werden. Dagegen ist man sich bei Mineralstoffen noch nicht ganz sicher.

So unwahrscheinlich es klingt, aber manche Ballaststoffe senken tatsächlich den Blutdruck. So entstehen zum Beispiel bei der Verdauung der Ballaststoffe von Bohnen durch Bakterien im Dickdarm kurzkettige Fettsäuren. Sie haben auch eine blutdrucksenkende Wirkung. Die bereits erwähnten Pektine (Äpfel enthalten viel davon), die zu den wasserlöslichen Ballaststoffen gehören, wirken ebenfalls blutdrucksenkend.

!

Manche Ballaststoffe können den Blutdruck senken.

Gesunde Fette – erfüllen eine Vielzahl an Aufgaben

Um bestimmte Vitamine aufnehmen zu können, benötigen Sie fettlösliche Vitamine wie A, D und E. Ebenso müssen Sie einige lebensnotwendige, sogenannte essenzielle Fettsäuren zu sich nehmen. Das heißt: Sie benötigen bestimmte Fette beziehungsweise Öle auf alle Fälle.

Dass reines Fett allein nicht entscheidend für die Fettleibigkeit und für Herz-Kreislauf-Erkrankungen ist, erkennt man nicht nur an den Amerikanern. Die haben es geschafft, den Fettanteil ihrer Ernährung auf 34 Prozent herunterzuschrauben, und sind doch dicker geworden. Die afrikanischen Massai essen sehr viel Fett (60 Prozent der Nahrungskalorien), sind aber rank und schlank und leiden viel seltener unter Arteriosklerose als die fettsparenden Amerikaner. Demnach entscheiden die richtigen Fette, ob man schlank bleibt oder nicht.

Der Zusammenhang zwischen Übergewicht und einer erhöhten Fettzufuhr gilt vor allem für Lebensmittel mit gesättigten Fettsäuren. Das sind vor allem fettreiche Milchprodukte, fettes Fleisch, Wurst und andere Fleischerzeugnisse, viele Süßwaren, Knabberartikel und Fertigprodukte. Dagegen sind ungesättigte Fettsäuren aus verschiedenen Gründen weniger für die Fetteinlagerung verantwortlich.

!

Gesättigte Fettsäuren fördern Übergewicht.

Gesättigte und ungesättigte Fette

Gesättigte Fettsäuren finden Sie vorwiegend in tierischen Fetten wie Butter, Sahne, Schmalz, Talg, Speck, Fleisch, Käse und Wurst. Ungesättigte Fettsäuren sind in pflanzlichen Ölen wie Oliven-, Raps-, Lein-, Maiskeim- und Sonnenblumenöl enthalten.

Früher nahm man an, dass nur die mehrfach ungesättigten Fettsäuren wertvoll für den menschlichen Organismus sind. Heute ist bekannt, dass gerade die einfach ungesättigten Fettsäuren in Kombination mit mehrfach ungesättigten Fettsäuren gesund sind. Olivenöl hat hier eine sehr gute Kombination: Es besteht zu etwa 78 Prozent aus einfach ungesättigten Fettsäuren, vor allem der Ölsäure, und zu etwa zwölf Prozent aus mehrfach ungesättigten Fettsäuren. Nur zehn Prozent gesättigte Fettsäuren sind in ihm enthalten. Die inzwischen so bekannten Omega-3-, Omega-6- und Omega-9-Fettsäuren gehören zu den ungesättigten Fettsäuren.

Es gibt lebensnotwendige (essenzielle) Fettsäuren, die der Körper nicht selbst bilden kann – sie müssen über die Nahrung zugeführt werden. Es handelt sich dabei generell um ungesättigte Fettsäuren. Dazu gehören die Omega-3-Fettsäuren Alpha-Linolensäure, Eicosapentaen- (EPA) und Decosahexaensäure (DHA) sowie die Omega-6-Fettsäuren Linol- und Arachidonsäure. Sie sind wichtige Bausteine der Zellmembranen und Ausgangssubstanzen für mehrere Gewebshormone, die für viele lebensnotwendige Abläufe in den Körperzellen benötigt werden. Da die beiden Fettsäuretypen bei den genannten Aufgaben jeweils eigenständige Rollen spielen, können sie sich nicht gegenseitig ersetzen.

Leinöl enthält am meisten, Walnuss-, Raps-, Soja- sowie Weizenkeimöl zu nennenswerten Anteilen Alpha-Linolensäure. In Fischöl überwiegt der Anteil an EPA und DHA. Diese beiden Omega-3-Fettsäuren sind im Organismus etwa dreimal wirksamer als Alpha-Linolensäure.

!

Leinöl hat ein besonders günstiges Fettmuster.

Seit man beobachtet hat, dass Grönland-Eskimos selten unter Herz-Kreislauf-Erkrankungen leiden und dies offensichtlich mit der hohen Zufuhr an Fischöl zusammenhängt, hat es weltweit zahlreiche Untersuchungen zu gesundheitlichen Vorteilen von Fischölen gegeben. Entsprechend dieser Studien kann man inzwischen davon ausgehen, dass Omega-3-Fettsäuren die Triglyzeride im Blut verringern, die Cholesterinwerte normalisieren, den Blutdruck senken und die Fließeigenschaften des Blutes verbessern. Außerdem schwächen sie die Entzündungsreaktionen im Körper. Dies beugt Arteriosklerose vor.

! Omega-3-Fett-säuren gelten als das Anti-Aging-Präparat schlecht-hin.

Der Optimalbedarf für die Omega-3-Fettsäuren EPA und DHA liegt etwa bei 350 bis 400 mg pro Tag. Von der Alpha-Linolensäure sollten Sie 1 g pro Tag zu sich nehmen, die in etwa 100 bis 150 g Fisch enthalten ist. Im Durchschnitt essen wir jedoch nur etwa 20 g Fisch am Tag. EPA und DHA können jedoch zum Teil

Leinöl verfügt über ein optimales Fettmuster.

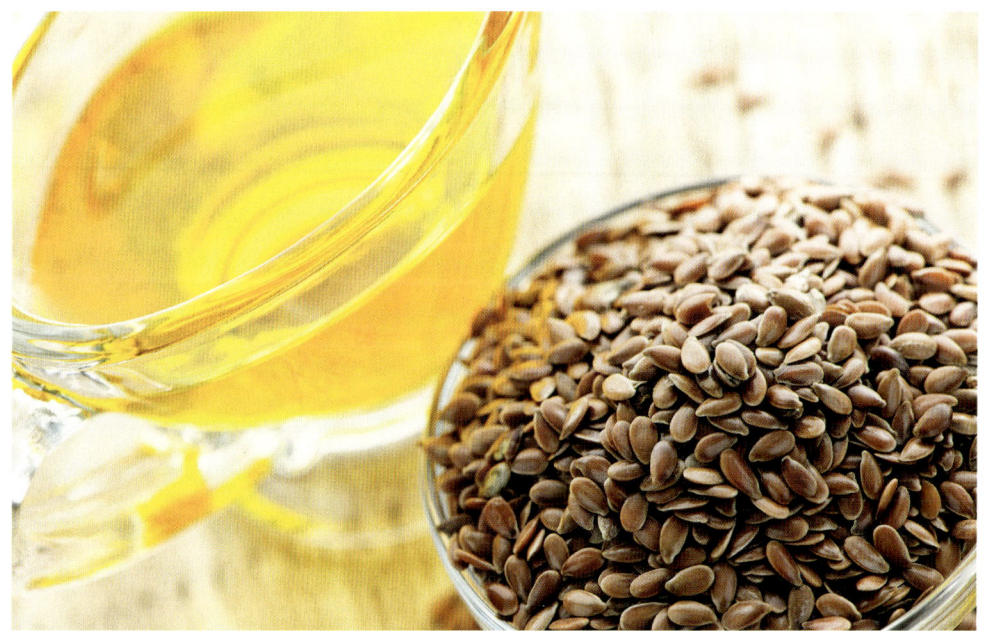

aus Alpha-Linolensäure gebildet werden. Deshalb sollten Sie zur ausreichenden Versorgung mit Omega-3-Fettsäuren regelmäßig an Alpha-Linolensäure reiche pflanzliche Öle wie Lein-, Hanf-, Raps-, Walnuss- und Sojaöl zu sich nehmen. Etwas Omega-3-Fettsäuren enthalten auch Walnüsse, Leinsamen, sogar manche Algen und Algenöl, Sojaprodukte, grüne Blätter, Gemüse und auch Omega-3-haltige Margarinen.

Bisher sind keine Fälle von Unterversorgung bei Erwachsenen bekannt – trotz der vorgegebenen hohen Menge, die aufgenommen werden soll. Normalerweise ist die Versorgung mit Omega-3-Fettsäuren – unter Einbeziehung regelmäßiger Seefischmahlzeiten und der genannten Speiseöle – kein Problem. Fischöl- oder Leinölpräparate sind also überflüssig. Zudem liefern sie nicht das

Fette Fischsorten enthalten besonders viel gesunde Omega-3-Fettsäure.

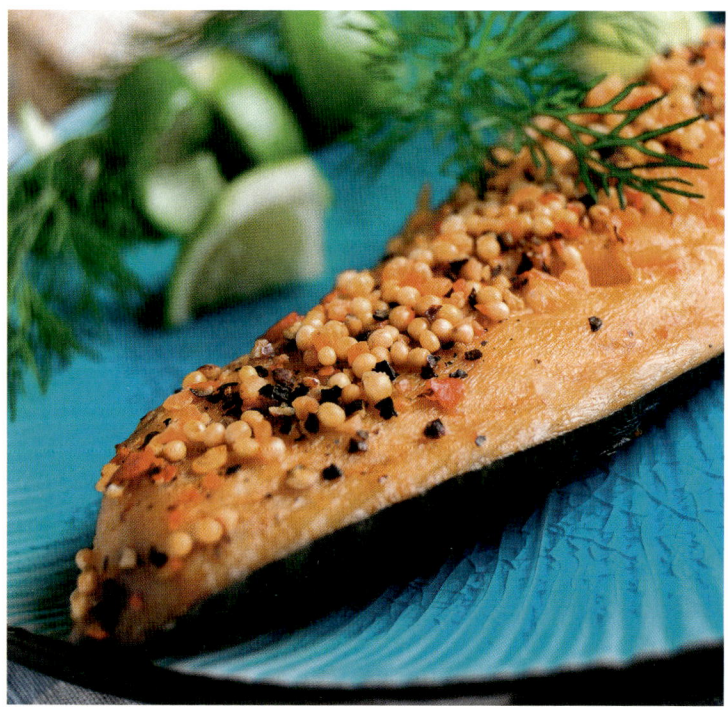

in Seefischen vorkommende Jod, von dem die meisten von uns zu wenig aufnehmen. Hinzu kommt, dass die Verbraucherzentrale vor Nebenwirkungen warnt, wenn man höhere Mengen, als man üblicherweise mit der Nahrung zu sich nimmt, konsumiert. Dazu gehören zum Beispiel verlängerte Blutgerinnungszeiten und spontane Blutungen. Daher sollte man Fischöl- und Leinölpräparate nicht ohne ärztliche Verordnung einnehmen.

Welche Lebensmittel enthalten die wertvollen Fettsäuren?
Hohe Gehalte von über 1 g der speziellen Omega-3-Fettsäuren pro 100 g Fisch enthalten Makrele, Hering, Thunfisch, Heilbutt, Lachs und Aal. Aber man findet sie auch in Dorsch, Schellfisch, Scholle, Sardine, Barbe, Rot- und Goldbarsch sowie in Kaltwasserfischen wie Forelle, Renke und Hecht.

Eine fischreiche Kost kann die Herzinfarkthäufigkeit um 50 Prozent verringern. Sollten Sie bereits einen Infarkt gehabt haben, so ist das Risiko für einen zweiten um 30 Prozent niedriger. Unabhängig vom Cholesteringehalt ist Fisch deshalb gesund und sollte ein- bis zweimal wöchentlich gegessen werden. Dabei können Sie durchaus auf Gefrierware und geräucherten Fisch zurückgreifen.

Übrigens verschafft nur artgerecht gehaltener Zuchtfisch einen gesundheitlichen Vorteil. Der in den Supermärkten massenhaft angebotene, überfettete Zuchtlachs enthält zwar absolut gesehen mehr Omega-3-Fettsäuren je Kilogramm als seine wilden, frei schwimmenden Verwandten. Aber das bei Wildlachs gesunde Verhältnis von Omega-3- zu den anderen Fettsäuren ist beim Zuchtlachs aufgrund der unnatürlichen Lebensweise und falschen Ernährung aus dem Gleichgewicht geraten.

!

Nur artgerecht gehaltener Zuchtfisch ist gesund.

!

Geriatrika heißt übersetzt „Altersheilmittel".

Wer sich gesund ernährt, kann auf Geriatrika getrost verzichten.

Nahrungsergänzung – Geriatrika gegen Altersbeschwerden

Mittlerweile werden viele Mittel gegen Altersbeschwerden, sogenannte Geriatrika, angeboten. Aus wissenschaftlicher Sicht ist der Nutzen der meist rezeptfreien Produkte jedoch häufig fraglich. Insbesondere „traditionell angewendete Präparate" benötigen zur Zulassung keinen Wirksamkeitsnachweis. Die Stiftung Warentest weist darauf hin, dass diese Substanzen „bereits vor 1978 frei verkäuflich sein mussten und es keine Sicherheitsbedenken gab". Man erkennt diese Präparate an dem Hinweis: „Traditionell angewendet bei/zu … Zul.-Nr.: …". Die Anwendungshinweise lauten dann: „Zur Stärkung oder Kräftigung", „Zur Unterstützung der Organfunktion", „Zur Besserung des Befindens", „Zur Vorbeugung" oder „Mild wirksam".

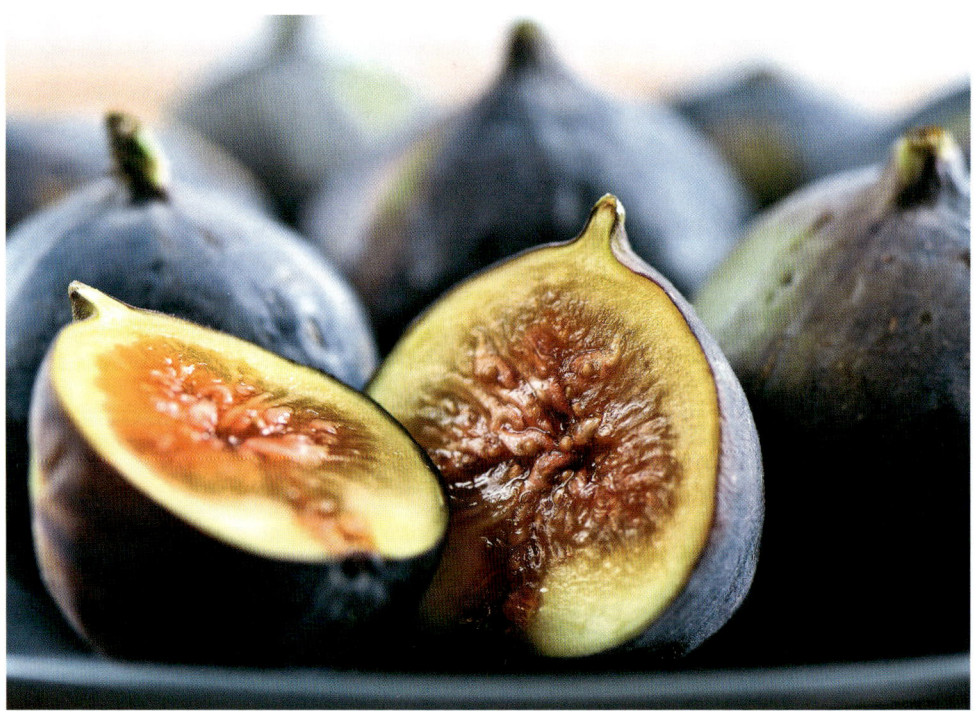

Man mixt den natürlichen Produkten Vitamine, Enzyme, Kalzium, probiotische Bakterien etc. bei – alles Substanzen, von denen man schon gehört hat, dass sie gesund sind und die Jugend erhalten. Doch wer sich gesund ernährt, also viel frisches Gemüse und Obst sowie Vollkornprodukte isst, wer nicht zu viel Alkohol trinkt und nicht raucht, wer darüber hinaus nicht unter Magersucht oder Bulimie leidet, der braucht keine Nahrungsergänzungsmittel.

> **!**
> In einer abwechslungsreichen Vollwertkost sind alle wichtigen Stoffe in ausreichenden Mengen enthalten.

> Falls Sie sich nicht optimal ernähren – aus welchen Gründen auch immer –, können Sie folgende Nahrungsmittelergänzungen zusätzlich nehmen: Vitamin E (200 mg/Tag), Kalzium zur Osteoporosevorbeugung, Vitamin D (400 IE/Tag), wenn Sie kaum in die Sonne kommen, und Folsäure (5 mg/Tag), evtl. zusammen mit Vitamin B_6 und B_{12}. Für alle anderen Nahrungsmittelergänzungen, zum Beispiel Spurenelemente, sollten Sie Ihren Arzt fragen.

Eine Alternative zu Nahrungsergänzungen sind Biolebensmittel. In einer groß angelegten Studie, die über 18 Millionen Euro kostete, wurde eindeutig bewiesen, dass Vitamine und Mineralstoffe, in der Regel aber Antioxidantien sowie andere bioaktive Wirkstoffe (sekundäre Pflanzenstoffe), in Biolebensmitteln oftmals deutlich höher konzentriert sind als in konventionellen. Das Ergebnis war so eindeutig, dass einer der beiden Koordinatoren, Prof. Dr. Carlo Leifert, die Ansicht vertritt, anstelle der empfohlenen täglichen fünf Portionen Obst und Gemüse seien vier ausreichend – wenn man die Biovarianten bevorzugt.

> **!**
> Biolebensmittel können eine Alternative zu Nahrungsergänzungen sein.

Heilkräuter – Anti-Aging aus der Natur

Die wichtigsten Heilpflanzen, die Ihnen helfen, fit und leistungsfähig zu bleiben, sind Knoblauch, grüner Tee, Ingwer, Ginkgo biloba, Weidenrinde und Weißdorn. Das japanische Geißblatt soll die Hautregeneration stimulieren. Ingwer soll bei Schwäche, Erschöpfung, Frösteligkeit und Schwindel sowie bei grippalen Infekten helfen. Weidenrindenextrakte wirken als nebenwirkungsarmes Schmerzmittel, das vor allem bei Arthroseschmerzen angewendet wird.

Knoblauch
Bei der Knolle geht man davon aus, dass zwei Zehen pro Tag den Blutdruck senken, die Blutfettwerte regulieren und als wirksames Immunstimulanz wirken. Darüber hinaus soll Knoblauch die Auflösung von Blutgerinnseln fördern.

Gotu Kola und Jiaogulan
Frische Gotu-Kola- und/oder Jiaogulan-Blätter sollen das Gedächtnis verbessern. Am besten man kaut sie oder bereitet sie als

Ingwer soll bei Schwäche, Frösteligkeit und Schwindel sowie bei grippalen Infekten helfen.

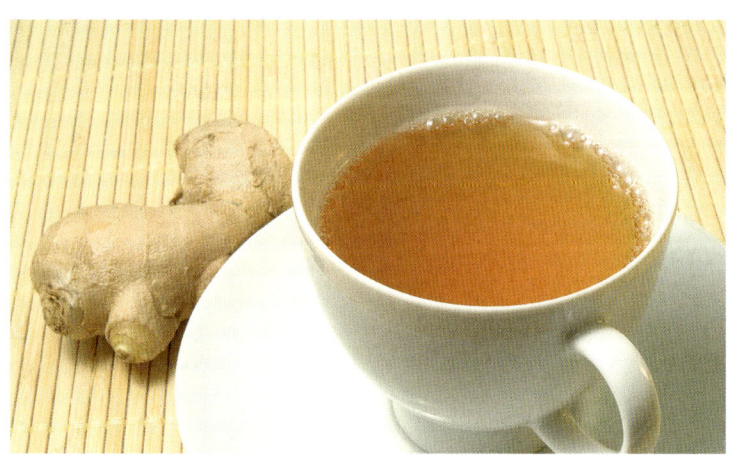

Tee zu. Beide Pflanzen können Sie in der Apotheke kaufen oder selbst züchten. Da Jiaogulan winterliche Temperaturen aushält, hat man immer frische Blätter zum Kauen.

Gotu Kola gehört zu den altertümlichen Kräutern, die im Ayurveda, der traditionellen indischen Medizin, eingesetzt werden. Aus einigen Forschungen ergab sich, dass es zusätzlich eine milde angstlösende, Anti-Stress- und beruhigende Wirkung ausübt. Dies kann zur Verbesserung der geistigen Funktionen führen. Es hat sich außerdem gezeigt, dass Gotu Kola Arteriosklerose verhindern kann und damit den Blutzufluss in die Venen erhöht.

Bei Jiaogulan handelt es sich um ein chinesisches Heilkraut, das in China und in vielen anderen asiatischen Ländern wild wächst. Man verwendet es dort seit Generationen als energetisierenden Tee. Die Wirkung dieses „Krautes der Unsterblichkeit" wird gerne mit der von Ginseng verglichen, es scheint jedoch besser zu wirken. Der Tee soll sogar das Leben verlängern: Man führt den überdurchschnittlichen Anteil an über Hundertjährigen in der Provinz Guizhou auf seinen regelmäßigen Genuss zurück.

> **!**
> Gotu Kola kann die Zirkulation zum Gehirn verbessern, es vor Schäden durch die aggressiven Formen des Sauerstoffs bewahren und damit gegen den Alterungsprozess wirken.

Muna

Muna gehört zu den Magnolienpflanzen und zur Familie der Lamiaceae. Ihr Vorkommen ist auf den Westen Südamerikas beschränkt. Leider ist die Pflanze gefährdet, da sie wild für die Anwendung als Aromapflanze gesammelt wird – zu einem höheren Anteil, als nachwachsen kann. Als Tee getrunken soll Muna gegen nervöses Zittern und erhöhten Herzschlag helfen.

Weißdorn

Weißdorn enthält Flavonoide, deshalb gehört er zu den bewährtesten und beliebtesten Herzmitteln der Naturheilkunde. In Test-Heften finden Sie immer wieder Untersuchungen zu Weißdornpräparaten, die zum Beispiel zur Unterstützung der Herz-

!

Weißdorn stärkt
das Herz – ganz
ohne Neben- oder
Wechselwirkungen.

Kreislauf-Funktion angeboten und bei Herzschwäche als nicht verschreibungspflichtige Präparate eingesetzt werden. Tatsächlich wirken Trockenextrakte aus Weißdornblättern mit -blüten in ausreichend hoher Dosierung gefäßerweiternd sowie antioxidativ. Sie steigern außerdem die Leistungsfähigkeit des Herzmuskels. Ob chemisch-synthetische Wirkstoffe einen Überlebensvorteil gegenüber den Naturprodukten haben, wird derzeit in der „SPICE-Studie", die die Überlebensraten und Prognosen bei der Behandlung chronischer Herzschwäche mit dem Weißdornspezialextrakt WS 1442 untersucht, erforscht. Der herzstärkende Effekt von Weißdorn tritt erst nach sechs Wochen oder sogar noch später ein.

Auch Tee aus Weißdornblättern und/oder -blüten sagt man blutdrucksenkende und gefäßerweiternde Wirkung nach. Er soll die Leistungsfähigkeit des Herzens verbessern. Täglich zweimal eine Tasse aus 2 TL Blättern oder Blüten, die man mit kochendem Wasser übergießt und 20 Minuten ziehen lässt, wirkt bereits.

Tee aus Weißdornblüten sagt man blutdrucksenkende und gefäßerweiternde Wirkung nach.

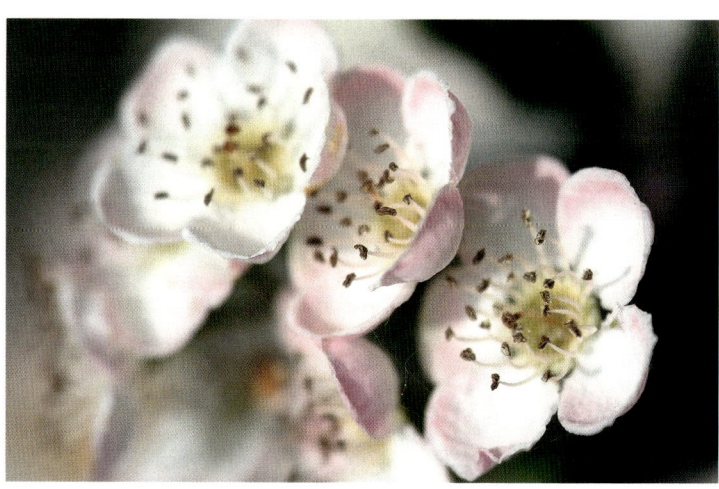

Johanniskraut

Johanniskraut kennt man als Arzneimittel seit etwa 2000 Jahren. Es wirkt ähnlich wie Antidepressiva auf die Bildung des sogenannten Glückshormons Serotonin. Auszüge aus Johanniskraut greifen in das gestörte Gleichgewicht des Nervenbotenstoffes ein.

!

Johanniskrautpräparate gelten als Alternative zu synthetischen Antidepressiva.

Mit Hilfe der Blüten verschaffen Johanniskrautpräparate Linderung bei leichten und mittelschweren Depressionen, bei Kopfschmerzen, Verdauungsstörungen, Unruhezuständen, Angst und Schlafstörungen. Äußerlich angewendet dient Johanniskraut auch als Wundheilmittel bei Verletzungen, kleinflächigen Verbrennungen und Muskelschmerzen. Voraussetzung dafür ist allerdings, dass die Präparate auch genügend Wirkstoffe enthalten. Das kann man bei apothekenpflichtigen Mitteln voraussetzen. Frei verkäufliche Heilmittel können jedoch unterdosiert sein. In Test-Zeitschriften werden die Produkte immer wieder untersucht.

Manche hochdosierten Präparate sind seit 2009 verschreibungspflichtig, da starke Depressionen oftmals mit einem erhöhten Selbstmordrisiko einhergehen und in diesen Fällen eine ärztliche Aufsicht als unbedingt erforderlich angesehen wird. Zusätzlich ist dies auch aufgrund möglicher Wechselwirkungen mit anderen Medikamenten sinnvoll. Die Folgen davon können durchaus bedrohlich werden. Da man auch Wirkungen auf bestimmte Medikamente wie Digoxin (gegen Herzschwäche) und Warfarin (gegen erhöhte Thrombosegefahr) beobachtet hat, sollte man besser generell den Arzt fragen, bevor man Johanniskraut einnimmt. Die Wirkung der Präparate setzt bei Depressionen nicht sofort ein, sondern frühestens nach zwei Wochen regelmäßiger Einnahme. Um einen Effekt zu erzielen, empfiehlt sich daher eine kurmäßige Anwendung über mehrere Wochen mit einem standardisierten Fertigpräparat – und unter Aufsicht eines Arztes.

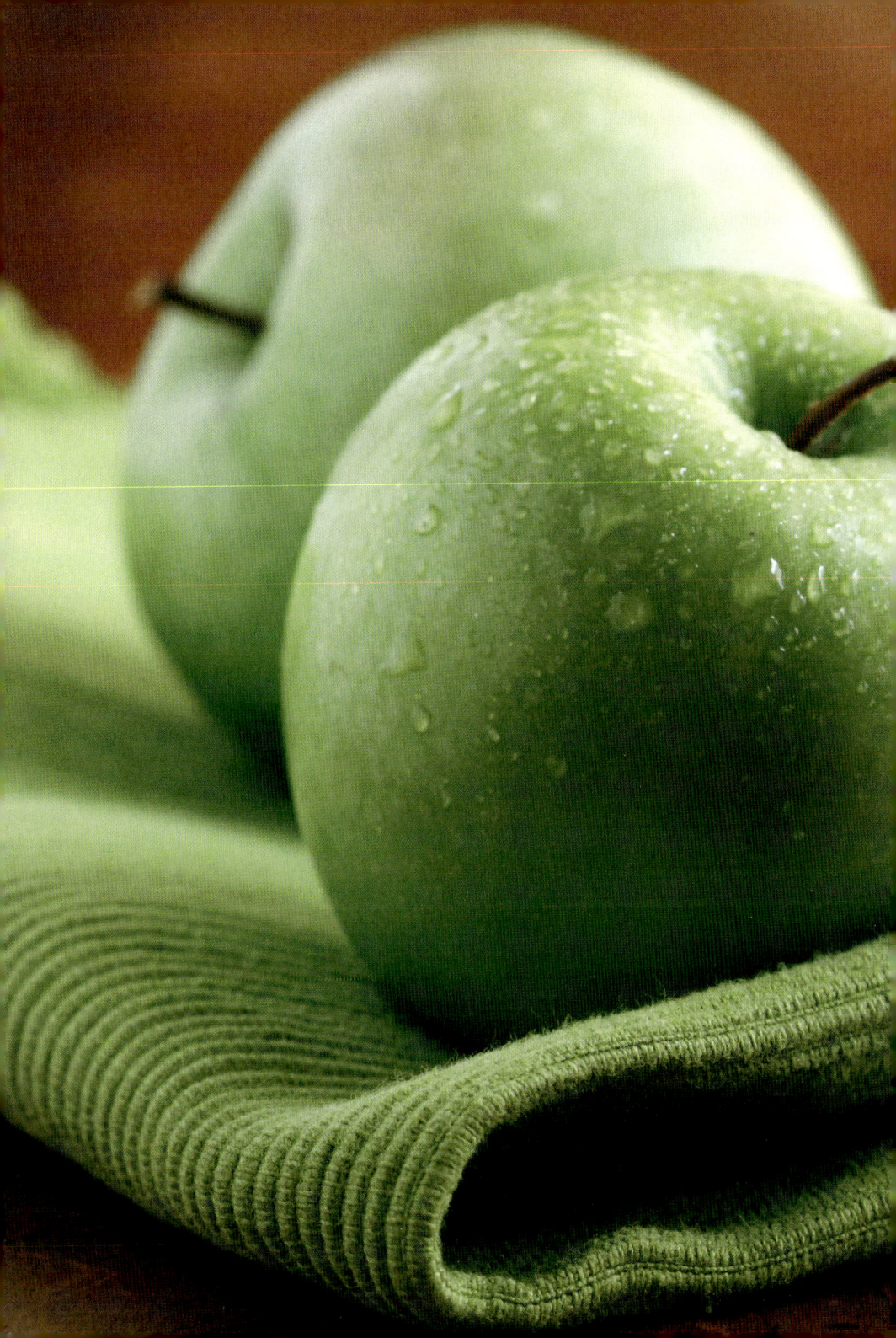

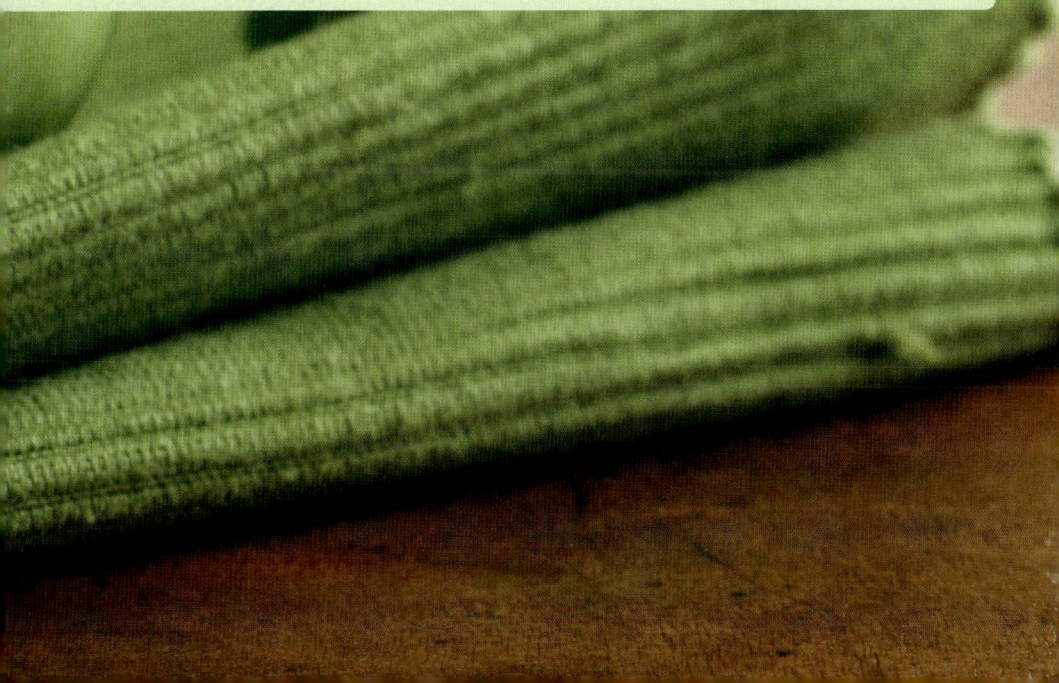

ERNÄHRUNG AB 40 – SO BLEIBEN SIE GESUND, SCHÖN UND LEISTUNGSFÄHIG

Kann man sich jünger essen? Diese Frage ist mit einem deutlichen „Jein" zu beantworten. Sicher ist aber, dass Ernährung einen großen Einfluss auf unsere Gesundheit, Schönheit und Leistungsfähigkeit haben kann – es muss nur die richtige Ernährung sein.

> **!**
>
> Durch Ernährungsumstellung können Sie etliche Krankheiten verhindern, behandeln oder lindern.

Heute ist man sich darüber einig, dass Ernährung einen wichtigen Beitrag zum gesunden Altern leisten kann. Zu viel tierisches Fett und zu wenig pflanzliche Kost sind Mitverursacher zahlreicher chronischer Wohlstandskrankheiten.

Ganz allgemein sollten Sie naturbelassene pflanzliche Kost (Obst, Gemüse, Salat) bevorzugen und den Anteil an Fleisch und Wurst zugunsten von pflanzlichem Eiweiß und Fisch verringern. 300 bis 500 g Fleisch und Wurst pro Woche genügen. Diese Menge kann man beliebig verteilen, zum Beispiel auf drei Portionen Fleisch (à 150 g) und zweimal fettarme Wurst in der Woche. Man kann auch fünfmal pro Woche nur 100 g Fleisch essen. Fettarme Fleisch- und Wurstsorten sind günstiger. Hierzu gehören gekochter und geräucherter Schinken (ohne Fettrand), Lachsschinken, Putenbrust, Geflügelwurst, Braten- oder Aspik-Aufschnitt. Überschreitet man die empfohlene Menge nicht, profitiert man von den wertvollen Inhaltsstoffen Eisen, Vitamin B_1 und B_{12}, ohne sich mit zu vielen unerwünschten Begleitstoffen wie Fett, Cholesterin und Purinen zu belasten. Außerdem bleibt Ihnen genügend Spielraum, um mit dem restlichen Energiebedarf Gemüse, Obst, Getreideprodukte und Kartoffeln zu sich zu nehmen. Nach wie vor essen Erwachsene im mittleren bis höheren Lebensalter häufig zu viel Fleisch und Wurstwaren.

Ihrer Gesundheit und dem biologischen Alter zuliebe sollten Sie den Anteil an nährstoffdichten Lebensmitteln erhöhen. Das sind Lebensmittel, die bei relativ geringem Energiegehalt reich an lebenswichtigen Nährstoffen sind. Dazu zählen Gemüse, Obst, Vollkornprodukte und fettarme Milchprodukte. Frauen sind zwar vernünftiger als Männer. Jedoch essen die meisten nur jeweils eine Portion Gemüse und Obst am Tag, während drei Portionen Gemüse und zwei Portionen Obst am Tag empfohlen werden. Gemüse sollte man vermehrt als Rohkost und Salat zu sich nehmen.

> **!**
>
> Erhöhen Sie ab 40 den Anteil an nährstoffdichten Lebensmitteln.

Da Sie nach Prof. Dr. Carlo Leifert nur vier Portionen essen müssen, wenn Sie die Biovarianten bevorzugen, sollten Sie wenigstens Obst und Gemüse in Bioqualität zu sich nehmen. Eine vorwiegend vegetarische Ernährung mit Eiern, Milch und Käse weist viele gesundheitliche Vorteile auf.

Das Krebserkrankungsrisiko senken

Das Risiko, an Krebs zu erkranken, steigt mit zunehmendem Lebensalter. Das liegt daran, dass sich Schadstoffe sowie falsche Ernährungsgewohnheiten summieren und die natürlichen Abwehrkräfte des Organismus nachlassen. Sie können gegensteuern, indem Sie die Abwehrkräfte stärken und krebsvorbeugende und -hemmende Lebensmittel zu sich nehmen.

Es ist schon länger bekannt, dass ein hoher Verzehr von Gemüse und Obst mit einer niedrigen Krebshäufigkeit korreliert.

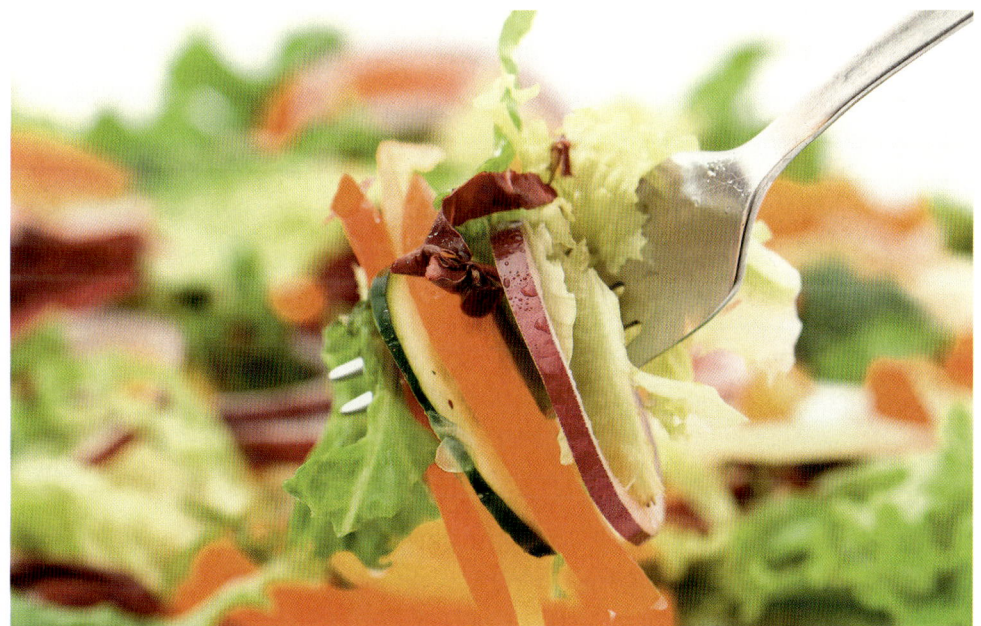

!

Viel Obst und Gemüse = geringeres Krebserkrankungsrisiko!

Schon vor längerer Zeit fand man heraus, dass ein hoher Verzehr von Gemüse und Obst mit einer niedrigen Krebshäufigkeit korreliert. So wurde wissenschaftlich nachgewiesen, dass bei Menschen, die viel Obst und Gemüse essen, das Krebsrisiko allgemein um mehr als 50 Prozent reduziert ist. Dies wurde bei vielen Organen beobachtet: Magen, Dickdarm, Mastdarm, Lunge (auch unabhängig vom Rauchen), Bauchspeicheldrüse, Speiseröhre, Leber, Mundhöhle, Brust, Blase, Prostata und Kehlkopf – sie alle werden weitaus weniger von dieser Krankheit befallen, wenn man viel Obst und Gemüse isst. Allerdings nehmen wir in Deutschland viel zu wenig davon zu uns: Wir essen nur 90 kg Gemüse und ca. 100 kg Obst pro Jahr, bei Südländern liegt dieser Verbrauch bei 203 kg Gemüse und 123 kg Obst.

Unsere Ernährungsweise veränderte sich innerhalb eines sehr kurzen Zeitraums von einer ballaststoffreichen, kohlenhydratreichen und fettarmen Ernährung mit großem Volumen zu einer konzentrierten, energiereichen Ernährung. Bis heute reagiert unser Körper darauf mit Anpassungsschwierigkeiten. Einige Wissenschaftler sind der Ansicht, dass man das auch an der Häufigkeit bestimmter Krebsarten in verschiedenen Ländern erkennen kann. Entsprechend sterben besonders in den Mittelmeerländern, wie Griechenland oder Italien, in denen viel Obst und Gemüse gegessen wird, wesentlich weniger Menschen an Dickdarmkrebs als beispielsweise in Tschechien, wo der Verzehr dieser Lebensmittel sehr viel geringer ist.

!

Frisches Gemüse hat die stärkste schützende Wirkung.

Dabei hat frisches, unerhitztes Gemüse die stärkste Wirkung: In 87 Prozent aller Studien konnte sein schützender Effekt bestätigt werden. Dabei ist die Hitzeempfindlichkeit der schützenden Substanzen in Obst und Gemüse unterschiedlich. Durch den Verzehr einer pflanzenreichen Nahrung führt man dem Organismus ständig kleine Mengen an cholesterinsenkenden und antioxidativ wirkenden Substanzen mit einem hohen Gehalt an sekundären sowie ballaststoffreichen Wirkstoffen zu.

Ihr Tagesziel lautet: Sie sollten etwa 600 beziehungsweise 500 g Obst und Gemüse essen, um sich den vollen Schutzeffekt geballter Pflanzeninhaltsstoffe zu sichern, davon zwei bis drei Portionen Gemüse und ein bis zwei Portionen Obst. Dabei ist eine Portion eine Handvoll Obst, zum Beispiel ein Apfel oder eine Banane beziehungsweise zwei Handvoll Beeren oder ein Glas Gemüse- oder Obstsaft. Bei Gemüse gelten eine Handvoll Gemüse, bei geputztem und zerkleinertem Gemüse zwei Handvoll.

Das Ganze möglichst bunt und gemischt in den Farben des Regenbogens: rote Himbeeren oder Erdbeeren und Tomaten beziehungsweise Rote Bete, gelbe Rüben, blaue Heidelbeeren, grüne oder blaue Trauben, orangefarbene Apfelsinen, grüner, gelber oder roter Paprika und grüner Spinat oder Brokkoli, grüne Gurke sowie Erbsen, weiße Champignons und Radieschen mit roter Schale und weißem Inhalt – also möglichst durch die Vielfalt der Pflanzen hindurch. Damit bekommen Sie gleichzeitig viele unterschiedliche sekundäre Pflanzenstoffe, die wertvolle Auswirkungen auf den Körper haben.

Pro 80-g-Portion Obst und Gemüse sinkt das Risiko, an Mund-, Rachen-, Kehlkopf- und Speiseröhrenkrebs zu erkranken, um durchschnittlich neun Prozent! Mehr als 300 g Obst und Gemüse können das Risiko leider nicht noch mehr senken.

Durch die richtige Lebensmittelauswahl können Sie einer Vielzahl von Krebserkrankungen vorbeugen. Der Einfluss der Ernährung ist je nach Krebsart unterschiedlich. Insbesondere bei einer Krebsform lassen sich eindeutig Zusammenhänge mit der Ernährung herstellen: dem Darmkrebs. Eine ballaststoff- und kalziumarme, fett- und fleischreiche Nahrung erhöht das Risiko dafür deutlich. Das erklärt auch, warum diese Krebsform vorwiegend in den Industrienationen auftritt. Diese typische Zivilisationskost verweilt aufgrund der Ballaststoffarmut länger im Darm als faserreiche Nahrung. Damit haben Giftstoffe und die sogenannten sekundären Gallensäuren länger Zeit, ihre schädliche

!

Das Risiko, an Darmkrebs zu erkranken, wird durch viele Ballaststoffe gesenkt, das Risiko für Bauchspeicheldrüsenkrebs sinkt durch viel Folsäure aus Gemüse.

Wirkung auszuüben und die Darmschleimhaut massiv zu schädigen und den Krebs auszulösen. Auch viele andere Krebsfälle könnten durch gesunde Ernährung vermieden werden.

Anteil der Krebsfälle, die durch bewusste Ernährung vermeidbar wären

KREBSART	ANTEIL DER DURCH ERNÄHRUNG VERMEIDBAREN KREBSERKRANKUNGEN IN PROZENT
Darmkrebs	66–90
Dickdarm	66–90
Magenkrebs	66–75
Speiseröhre	50–75
Leber	33–66
Brust	33–50
Bauchspeicheldrüse	33–50
Kehlkopf	33–50
Mundhöhle, Rachen, Nasen- und Rachenraum	20–50
Lunge	20–33; 90, wenn man mit dem Rauchen aufhört

Vitamine und Mineralstoffe

Die heutige Lebensweise führt dazu, dass in unserem Körper vermehrt die gefürchteten „freien Radikale" entstehen. Da diese Substanzen krebsauslösend wirken können, raten biologisch orientierte Krebsärzte zur zusätzlichen Aufnahme von Radikalfängern mit der Nahrung – durch Auswahl von Lebensmitteln, die bekanntermaßen viel davon enthalten, wie Obst und Gemüse. Ihre krebsvorbeugende Wirkung liegt auch an den darin enthaltenen Vitaminen. Von den Vitaminen A, B_1, C und E ist diese

!

Kalzium, Jod, Zink und Selen werden bei der Krebsvorbeugung eine besondere Wirkung nachgesagt.

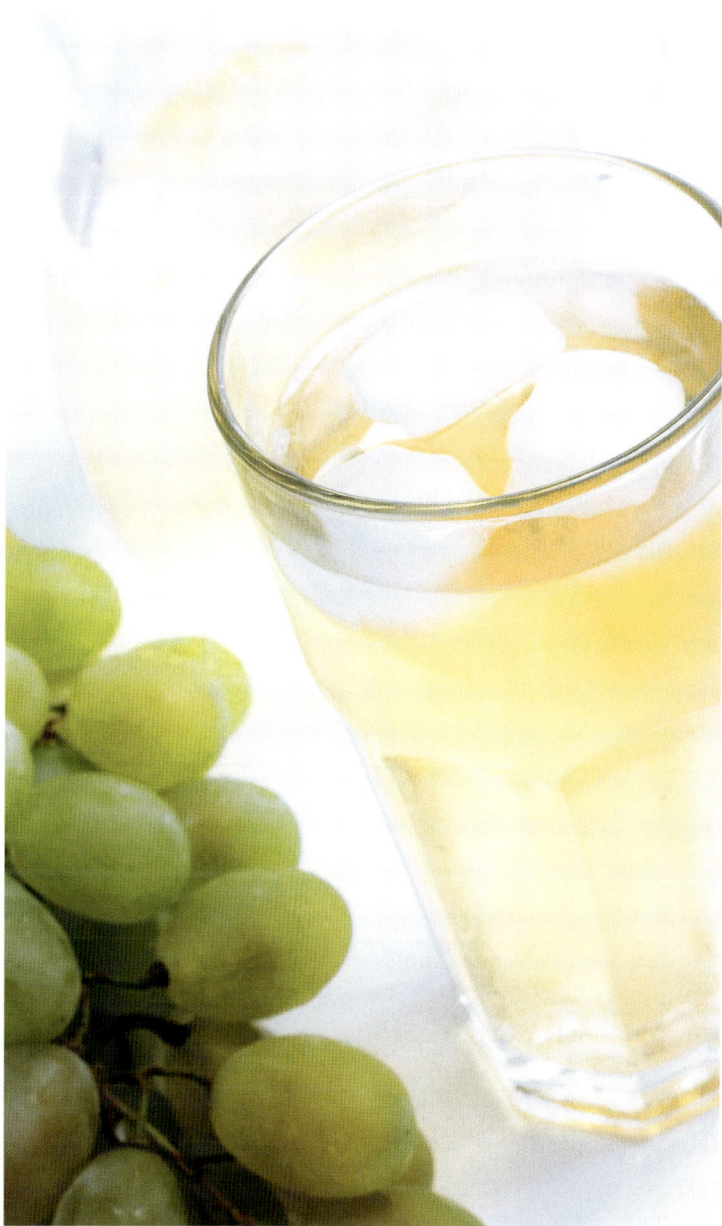

Essen Sie Obst und
Gemüse möglichst
bunt und gemischt in
den Farben des
Regenbogens.

Schutzwirkung bekannt, von B_2, B_6, D und K wird sie vermutet. Die angeratenen Dosierungen sind dabei oft höher als die Aufnahmeempfehlungen der Deutschen Gesellschaft für Ernährung. So wird bei Vitamin C die übliche Empfehlung von 100 mg täglich auf 150 mg aufgestockt. Auch für Vitamin E empfiehlt man eine Erhöhung auf 30 bis 60 mg anstelle der 12 bis 15 mg. In verschiedenen Studien zeigte sich, dass die Häufigkeit von Erkrankungen an Lunge, Brust, Magen, Darm und Prostata durch diese Maßnahme um bis zu 50 Prozent gesenkt werden konnte.

!

Künstliche Vitamine und Mineralstoffe helfen bei der Krebsvorbeugung weniger gut.

Die Aufnahme einzelner Vitaminpräparate trägt leider weit weniger zur Krebsvorbeugung bei, als wenn die Vitamine im natürlichen Verbund in Form von Gemüse und Obst gegessen werden. So zeigen dunkelgrüne Gemüsearten, Kohlgemüse und generell Gemüse eine stärkere schützende Wirkung vor Lungenkrebs, als wenn die Vitamine A, C und Folsäure alleine in Tabletten- oder Pulverform eingenommen werden. Diese Sachlage stellt sich in anderem Licht dar, wenn ein Mangel an Vitamin C und E vorliegt – dies wiederum verstärkt die Häufigkeit von Krebserkrankungen.

Das Herz-Kreislauf-System unterstützen

!

Herz-Kreislauf-Erkrankungen werden durch Veränderungen in den Blutgefäßen bedingt.

Sowohl in Deutschland als auch in Österreich sind Herz-Kreislauf-Erkrankungen die häufigste Todesursache. Täglich werden in Deutschland rund 10.000 Menschen mit dem Verdacht auf Herzinfarkt ins Krankenhaus eingeliefert, etwa 200 sterben täglich daran. Auch in Österreich erleiden jährlich etwa 7500 Menschen einen tödlichen Herzinfarkt – und nicht nur in Deutschland und Österreich ist das so: Herz-Kreislauf-Krankheiten sind weltweit für ein Viertel aller Todesfälle verantwortlich. Dabei sind die reichen Industrienationen stärker betroffen.

Vor allem die Arterien des Herzmuskels, des Gehirns, der Nieren und der Beine sind von Gefäßveränderungen betroffen. Die durch „verkalkte Arterien" verursachte mangelnde Durchblutung und damit Sauerstoffunterversorgung kann im Herzen schmerz-

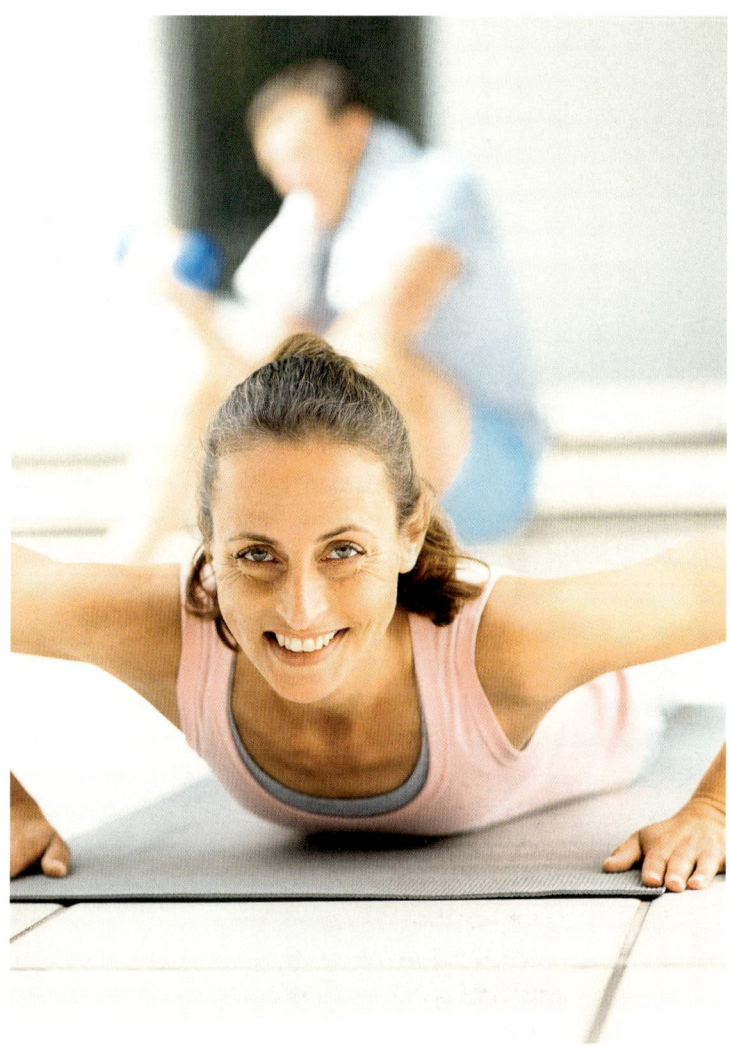

Sport kann wahre Wunder bewirken, wenn es um den Erhalt der Lebensqualität geht.

hafte Anfälle (Angina pectoris) und bei Gefäßverschlüssen Herzinfarkt auslösen. Im Gehirn kommt es zu Funktionsstörungen, bei fortschreitenden Schädigungen zum Schlaganfall. Treten Gefäßveränderungen an den Beinarterien auf, resultieren daraus Schmerzen beim Gehen, die die Betroffenen häufig zwingen, stehen zu bleiben (Schaufensterkrankheit). Auch das „Raucherbein" ist ein typisches Krankheitsbild.

Die Innenseite der Blutgefäße – die sogenannten Endothelzellen – ist sehr belastet. Das ist leicht zu verstehen, denn in den Arterien herrscht ein hoher Druck, dem die Wände ständig ausgesetzt sind. Hier helfen die Vitamine C und E sowie die dazugehörigen Pflanzenstoffe: Sie scheinen nicht nur die Widerstandskraft der Wandzellen zu stärken, sie verhindern wohl auch, dass sich Cholesterinteilchen an diesen Zellen festsetzen. Auf diese Weise wirken sie der gefürchteten Arteriosklerose entgegen.

!

Bluthochdruck lässt das Gehirn schneller altern.

Blutdruck senken

Etwa jeder fünfte Erwachsene in der westlichen Welt hat einen zu hohen Blutdruck, und die meisten wissen gar nichts davon. Denn nur etwa ein Viertel der Deutschen geht zu Vorsorgeuntersuchungen und lässt hohen Blutdruck behandeln. Dadurch verrinnt wertvolle Zeit, währenddessen die Gefäße Schaden nehmen. Jahrelang kann hoher Blutdruck völlig beschwerdefrei oder beschwerdearm verlaufen, bevor sich ernste Folgen als Sehstörungen, stärkerer Schwindel, Herz- oder Nierenprobleme äußern.

Im Ruhezustand ist der Blutdruck normalerweise nicht höher als 140/90 mm Hg; wenn man älter wird, steigen die Blutdruckwerte etwas. Werden jedoch bei mehreren Blutdruckmessungen an verschiedenen Tagen erhöhte Werte gemessen, so liegt ein hoher Blutdruck vor. Dann sind weitere Untersuchungen nötig, um die Form der Hochdruckkrankheit zu diagnostizieren. Damit Sie feststellen können, ob Sie einen zu hohen Blutdruck haben, hilft Ihnen folgende Tabelle:

Normale und erhöhte Blutdruckwerte lassen sich laut
Stiftung Warentest wie folgt unterscheiden:

	OBERER WERT (SYSTOLISCH, mm Hg)	UNTERER WERT (DIASTOLISCH, mm Hg)
optimal	unter 120	unter 80
normal	unter 130	unter 85
noch normal	130–139	85–89
grenzwertig	140–149	90–94
leicht erhöht	140–159	90–99
mittelschwer erhöht	160–179	100–109
stark erhöht	über 180	über 110

Um einen hohen Blutdruck zu vermeiden oder zu verbessern, ist
es wichtig, auf eine optimale Versorgung mit Vitamin C, E, Folsäure, Vitamin B_6 und B_{12} sowie Selen und Zink (siehe Tabelle) zu
achten.

Durchschnittlicher Zinkgehalt einiger Lebensmittel

100 g VERZEHRBARES LEBENSMITTEL	mg ZINK
Austern	22
Weizenkeimlinge	17
Weizenkleie	9,4
Kalbsleber	8,4
Bierhefe, getrocknet	8
Kürbiskerne	7
Leinsamen	5,5
Edamerkäse	5,3
Rindfleisch (Schulter)	5,2
Haferflocken	4,4

Gesunden Erwachsenen rät man zu einer Zufuhr von 55 bis 100 µg Selen pro Tag, um Mangelerscheinungen zu vermeiden. Zur Krankheitsvorbeugung findet man auch Empfehlungen von 200 µg pro Tag. Einen erhöhten Selenbedarf haben ältere Menschen.

Viel Selen enthalten Kokosnüsse und Sesam (etwa 800 µg/ 100 g), sogar so viel, dass empfohlen wird, maximal ein bis zwei Esslöffel pro Tag davon regelmäßig zu sich zu nehmen. Reichlich Selen ist auch in Karpfen, Sonnenblumenkernen, Sojabohnen und Sardinen enthalten.

Nach gegenwärtigem Stand der Wissenschaft ist man der Ansicht, dass „oxidative" Vorgänge maßgeblich an der Entstehung eines Herzinfarktes beteiligt sind. Entsprechend sieht man in den Antioxidantien ein Mittel zur Verbesserung der Situation.

Natrium – als Bestandteil von Kochsalz – soll eine blutdruckregulierende Wirkung haben. Dies trifft auf kochsalzempfindliche Personen durchaus zu, für alle anderen ist das Verhältnis von Natrium zu Kalium wichtiger (siehe Kapitel „Gerüchte rund um die Ernährung ab 40").

> **!**
>
> Omas Hühnersuppe wirkt sich auch günstig auf den Blutdruck aus.

Omas Hühnersuppe kuriert nicht nur Erkältungen, denn die enthaltene Aminosäure Cystein hemmt Entzündungen und lässt Schleimhäute abschwellen. Sie wirkt sich auch günstig auf den Blutdruck aus: Hühnchenfleisch und sehnenreiche Teile wie Füße enthalten viel Kollagen. Das löst sich beim Kochen heraus, geht in die Suppe über und hilft, ein spezielles Enzym namens ACE (Angiotensin-converting enzyme) zu blockieren. Dieses schädigende Eiweiß ist an einem Hormon beteiligt, das Blutgefäße verengt und so zu hohem Blutdruck führt.

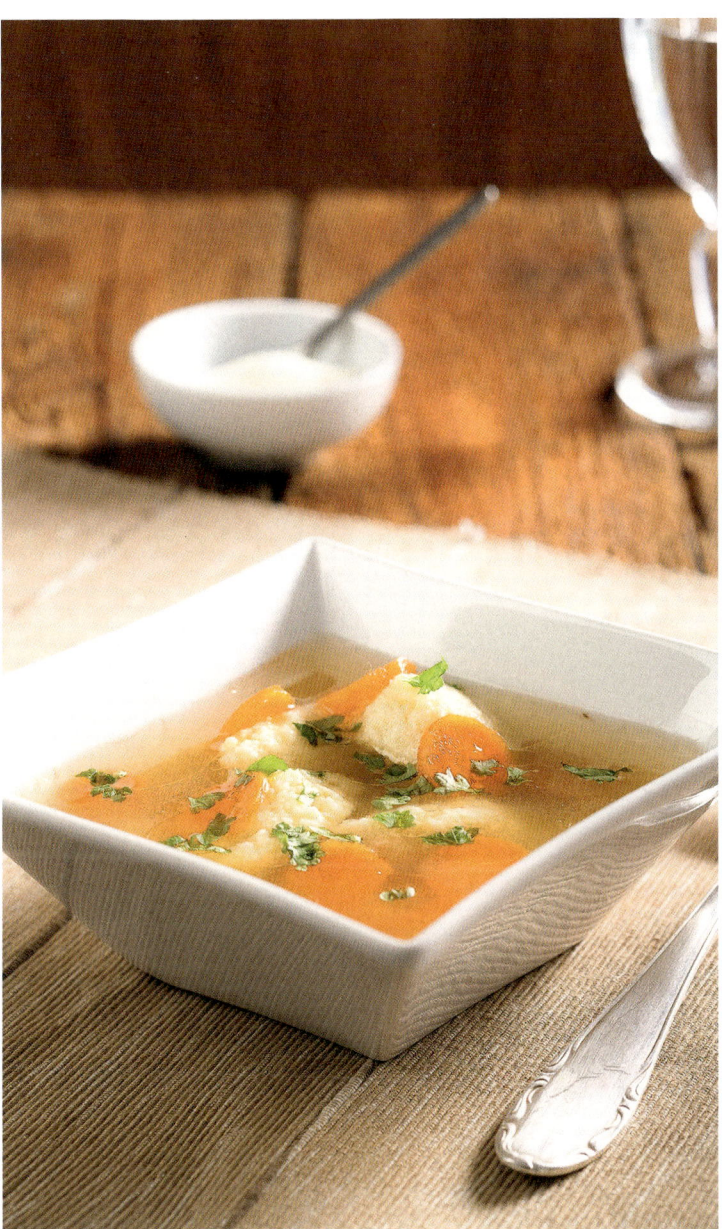

Omas Hühnersuppe hemmt Entzündungen und wirkt sich auch günstig auf den Blutdruck aus.

Osteoporose vorbeugen

Osteoporose ist die wichtigste und häufigste Skeletterkrankung. Nach aktuellen Schätzungen sind in Deutschland etwa neun Millionen, das heißt etwas mehr als zehn Prozent der Bevölkerung, von dieser Krankheit bedroht. Drei Millionen Personen davon haben bereits Osteoporose, sechs Millionen erste Anzeichen.

Bei der Erkrankung kommt es zu einer Verminderung der Knochenmasse und einer Verschlechterung der Mikroarchitektur des Knochengewebes mit einem entsprechend erhöhten Risiko, leichter Knochenbrüche zu erleiden. Je geringer die Mineralstoffdichte des Knochens ist, desto höher das Erkrankungsrisiko.

Osteoporose ist eine Krankheit, die Sie durch einen entsprechenden Lebensstil mit geeigneter Ernährung fast immer verhindern können. Dennoch erleiden allein in Deutschland 65.000 Menschen pro Jahr einen Oberschenkelhalsbruch. Davon wird ein Drittel invalide und pflegebedürftig. Man schätzt auch, dass 20 bis 25 Prozent aller über 50-Jährigen Knochenbrüche der Wirbelsäule aufweisen.

Um Osteoporose vorzubeugen, sollten Sie auf eine ausreichende Kalziumzufuhr achten. Mindestens 1000 mg pro Tag sollten Sie zu sich nehmen, am besten in Form von fettarmer Milch, Joghurt und vor allem Hartkäse. Auch Mineralwässer mit hohem Kalziumgehalt (200 mg/l sollten es schon sein) sind empfehlenswert. Bei der Kalziumeinnahme ist zu beachten, dass man nicht in ein Magnesiumdefizit schlittert, da derjenige Mineralstoff bevorzugt aufgenommen wird, der vermehrt angeboten wird.

Ein Östrogenmangel bei Frauen nach den Wechseljahren ist mit erhöhten Magnesiumverlusten verbunden. Eine ungenügende Magnesiumaufnahme wirkt sich ebenfalls deutlich auf die Knochendichte aus. Außerdem spielt Zink eine Rolle, zudem ihm eine verbessernde Wirkung auf die Heilung von Knochenbrüchen zugeschrieben wird. Auch Bor hat Einfluss auf die Knochen-

!

Auch ein Mangel an Magnesium wirkt sich negativ auf die Knochendichte aus.

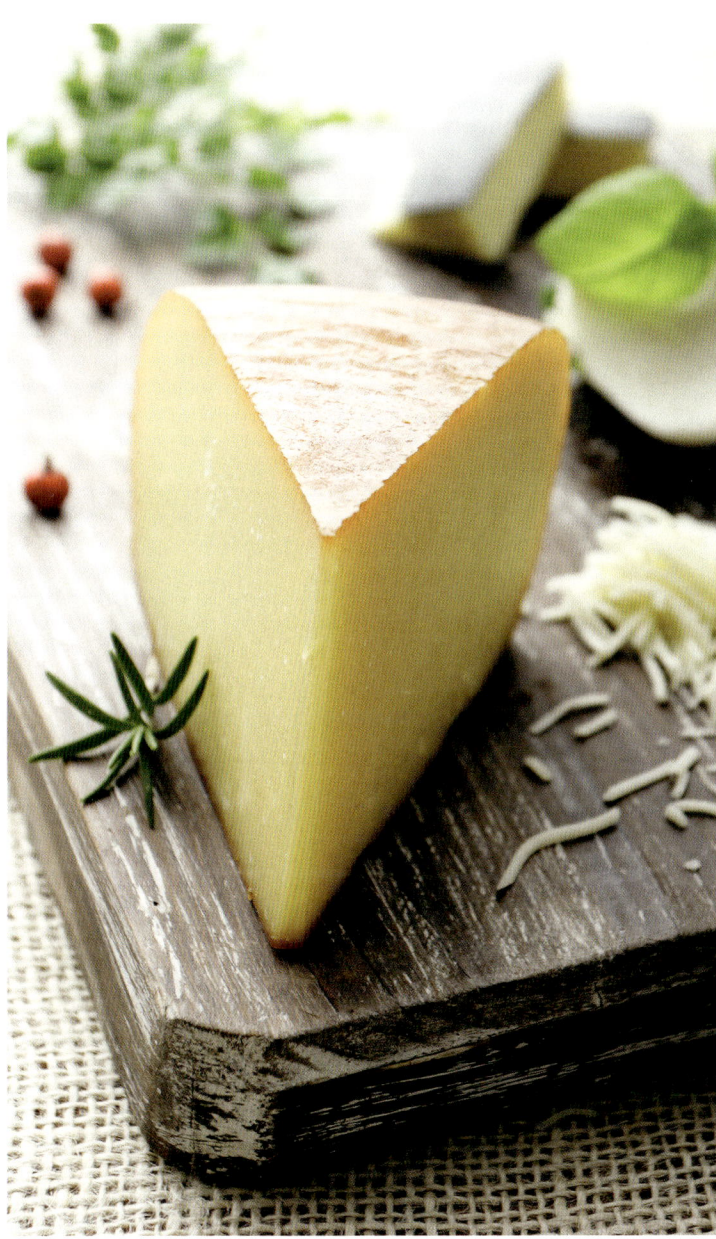

Um Osteoporose vorzubeugen, sollten Sie vor allem Hartkäse essen.

stabilität. Zur Vorbeugung einer Osteoporose ist die tägliche Aufnahme von 3 bis 6 mg Bor empfehlenswert. Folgende Tabelle zeigt Ihnen, welche Lebensmittel reichlich Bor enthalten.

Durchschnittlicher Borgehalt einiger Lebensmittel

100 g VERZEHRBARES LEBENSMITTEL	mg BOR
Pfirsich	7
Kohl- oder Steckrübe	5
Gurke	3,6
Haselnüsse	2,2
Rettich	2,1
Chicoree	2,1
Rote Rüben	2,1
Erbsen	1,8
Geröstete Erdnüsse	1,7
Süße Mandeln	1,4

Pfirsiche enthalten viel Bor.

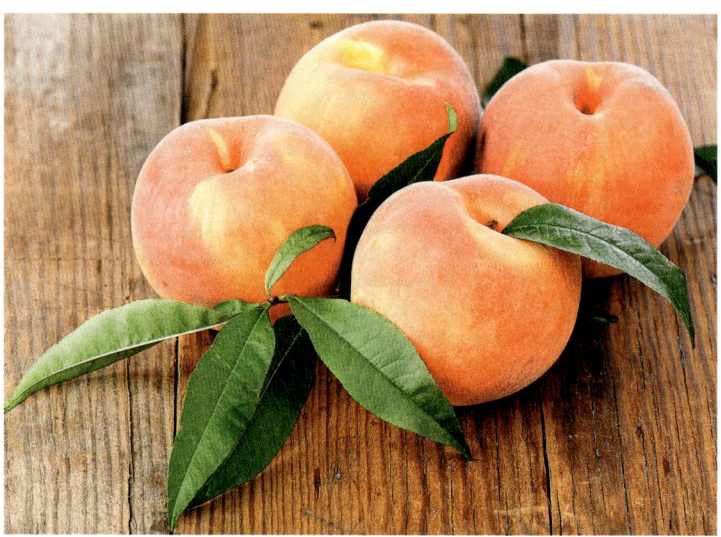

Ernährungsbedingte Risikofaktoren, die Osteoporose begünstigen können:

- eine kalziumarme und/oder phosphatreiche Ernährung (Stichwort Colagetränke)
- vegane Kost (reich an Oxalat, Phytat, Fasern)
- salzreiche Ernährung
- viel tierisches Eiweiß
- chronischer Eiweißmangel im Alter
- Vitamin-D-Defizit (durch zu wenig Vitamin D in der Nahrung und wenig Sonne auf der Haut)
- hoher Alkoholkonsum
- viel Koffein
- Veranlagung
- Bewegungsmangel
- Rauchen und
- einige Medikamente wie Immunsuppressiva

Um Osteoporose zu vermeiden, sollten Sie sich reichlich bewegen, ausreichend Sonne genießen und sich generell mit natürlichen Vitaminen, Mineralstoffen und Spurenelementen gut versorgen.

Das Immunsystem stärken

Wenn man älter wird, sinkt leider auch die Aktivität des Immunsystems. Eine Unterversorgung mit Vitaminen und Mineralstoffen ergab eine erhöhte Anfälligkeit für Virusinfekte und schwerere Krankheitsverläufe.

Unser Immunsystem ist kein isoliertes abgeschlossenes System im Körper, es unterliegt äußeren und körpereigenen Einflussfaktoren. So ist es auf die Zufuhr lebensnotwendiger Nährstoffe angewiesen. Ohne sie kann es seine Abwehrfunktion nicht wahrnehmen. Bei einigen Vitaminen und Spurenelementen führt eine Zufuhr über die empfohlene Tagesdosis hinaus zu einer Anregung bestimmter Immunmechanismen. Dagegen führt eine überhöhte Aufnahme bestimmter Nährstoffe, wie Fett, dazu, dass die Immunantwort unterdrückt wird. So ist es zu erklären, dass mittels bestimmter Nahrungskomponenten die Immunabwehr beeinflusst werden kann.

> **!**
>
> Vitamine und sekundäre Pflanzenstoffe aus frischem Obst und Gemüse sind Voraussetzungen für ein langes, gesundes Leben.

Ihr Immunsystem benötigt folgende Vitamine und Mineralien, damit Sie gesund und leistungsfähig bleiben: Vitamin A, D und E, B_6 und B_{12}, Selen, Zink, Kupfer und ungesättigte Fettsäuren. Wie bereits dargelegt, werden vor allem die Vitamine und sekundären Pflanzenstoffe aus frischem Obst und Gemüse gebraucht. Wenn Sie Ihr Immunsystem nicht durch Chemie in der Nahrung, Rauchen, zu viel Alkohol, langes Sonnenbaden, zu wenig Schlaf und Bewegung oder durch Stress und Lärm schädigen, steht einem langen, gesunden Leben nicht mehr viel im Wege.

Inzwischen ist das komplizierte Immunsystem, der zentrale Bestandteil der Abwehrkräfte, relativ gut erforscht. Es hat eine Schlüsselfunktion, um den Körper vor eindringenden Substanzen und Organismen (Bakterien, Viren, Parasiten) sowie vor im Körper entstehenden Strukturen wie Krebszellen zu schützen.

Diabetes vermeiden

Ein zunehmendes Problem unserer Gesellschaft ist der früher als Altersdiabetes bezeichnete Typ-2-Diabetes, der inzwischen durchaus schon Kinder betrifft. Leider wird er bei uns immer noch durchschnittlich erst sieben Jahre nach seinem Beginn diagnostiziert. Während dieser verlorenen Zeit sind schon erste, schleichende Dauerschäden an Nerven und Gefäßen, Herz und Nieren entstanden, die allein durch eine Ernährungsanpassung hätten vermieden werden können. Der Grund dafür ist einfach Angst. Man befürchtet, dass etwas Unangenehmes entdeckt werden könnte und dass durch ärztliche Vorschriften und Empfehlungen erheblich an Lebensqualität eingebüßt wird.

Alle Kohlenhydrate werden im Körper mithilfe von Enzymen zu sogenannten Einfachzuckern (zum Beispiel Glukose = Traubenzucker oder Fruktose = Fruchtzucker) abgebaut und gelangen in dieser Form ins Blut. Wie schnell das geschieht, hängt von der „Verpackung" der Kohlenhydrate ab, das heißt, ob sie beispielsweise mit einem hohen Anteil an Ballaststoffen verbunden sind oder nicht.

Der Nachteil von Zuckern, die den Blutzucker schnell und hoch ansteigen lassen, ist unter anderem die überschießende Insulinreaktion. Je mehr Zucker ins Blut gelangt, desto mehr Insulin wird ausgeschüttet. Dadurch wird er in die Zellen aufgenom-

> **!**
> Diabetes kann oft verhindert werden.

> Vollkornprodukte und viele Obstsorten haben einen relativ niedrigen GI.

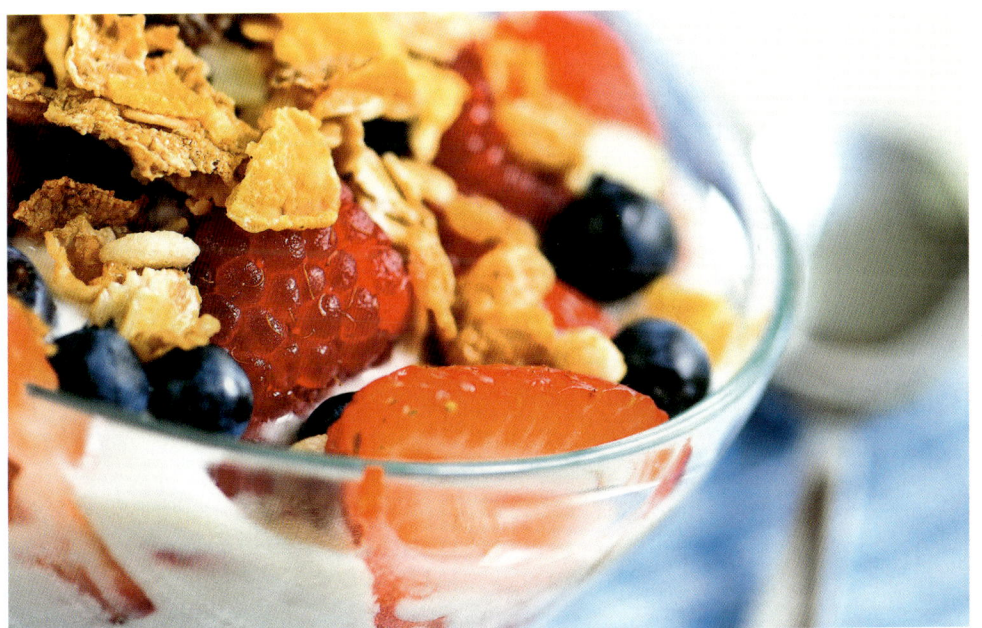

!

Je mehr Zucker ins Blut gelangt, desto mehr Insulin wird ausgeschüttet.

men. Irgendwann ist die gesamte Süßigkeit in den Zellen, Insulin aber noch vorhanden. Dann meint der Körper, wieder Zucker zu benötigen, und man bekommt Hunger, obwohl dafür keine Basis vorhanden ist. Steigt dagegen der Blutzucker nur langsam an – und bleibt über einen gewissen Zeitraum in dieser Höhe – bleibt dieser Effekt aus, und man bekommt keine erneute Hungerattacke. Die bereits erwähnten Einfachzucker, wie man sie zum Beispiel in Limonade findet, lassen den Blutzucker und folglich das Insulin sehr schnell ansteigen.

Die Bremse für den Blutzucker wird mit dem „Glykämischen Index" (GI) oder „Glyx" ausgedrückt. Er gibt an, wie schnell der Blutzucker nach dem Verzehr eines bestimmten Lebensmittels ansteigt. Dieser Index ermöglicht einen Vergleich kohlenhydrathaltiger Lebensmittel bezüglich ihrer Wirkung auf den Anstieg des Blutzuckerspiegels. Das Hormon Insulin wird in Abhängigkeit von der Geschwindigkeit und dem Ausmaß des Blutzuckeranstiegs aus der Bauchspeicheldrüse in die Blutbahn freigesetzt. Damit wird verhindert, dass der Blutzuckerspiegel übermäßig ansteigt. Je höher der glykämische Index ist, desto steiler und länger lässt er den Blutzucker ansteigen. Den höchsten Wert, nämlich 100, haben reine Glukose und Stärke. Der Wert ist niedriger, wenn die Kohlenhydrate nicht isoliert, sondern in folgender Form vorliegen:

- als grobkörniges Vollkorn, gemeinsam mit quellfähigen Ballaststoffen (zum Beispiel Pektin in Früchten wie Äpfeln),
- als spezielle Stärkeverbindung wie in Basmatireis,
- wenn sie wenig verarbeitet sind (nicht wie bei Kartoffelbrei, Apfelmus oder den Auszugsmehlen der Typen 450 oder 550),
- mit anderen Lebensmitteln kombiniert sind,
- nicht erhitzt werden,
- gemeinsam mit Fett vorkommen, da es die Magenentleerung stark verzögert.

Dann werden die enthaltenen Kohlenhydrate weitaus langsamer aufgenommen. Gemüse, Hülsenfrüchte, Vollkornprodukte und viele Obstsorten haben deshalb einen relativ niedrigen GI. Unerhitzte Getreidemahlzeiten haben die niedrigsten Werte aller Getreideprodukte. Auch die sekundären Pflanzenstoffe haben einen Einfluss auf den Anstieg des Blutzuckerspiegels.

> **!**
>
> Der glykämische Index wird in der Diabetikerberatung bereits seit Jahrzehnten eingesetzt.

Lebensmittel mit einem niedrigen Glyx (unter 51)

Äpfel, Apfelsaftschorle/verdünnter Apfelsaft, Aprikosen/Marillen, Auberginen, Birnen, Bitterschokolade (70 % Kakaoanteil), Blattsalate, Brokkoli, Buchweizen, Bulgur, Chicorée, Erbsen, Erdnüsse, Frischkornmüsli, Fruchtzucker (Fruktose), Grapefruit, grüne Bohnen, Gurken, Hülsenfrüchte, Kirschen, alle Kohlsorten, Linsen, Mandeln, Mangold, Milch und Milchprodukte (Butter-/Dickmilch, Joghurt, Kefir, Käse, Quark/Topfen), Möhren, Orangen(-saft), Paprika, parboiled Reis, Pfirsiche, Pflaumen, Pilze, Radieschen, Rettich, Roggenkörner, Salzkartoffeln, Sellerie, Sesamsaat, Sojabohnen/-sprossen, Spaghetti (weiß, al dente), Spinat, Tomaten(-saft), Trauben, Trinkschokolade, Vollkornbrot (grob, mit ganzen Körnern), Vollkornnudeln, Walnüsse, Zucchini, Zwiebeln

Lebensmittel mit einem mittleren Glyx (51–70)

Ananas, Aprikosen/Marillen aus der Dose, Bananen, Butterkekse, Couscous, Eiscreme, Haushaltszucker (Saccharose), Gebäck, Gnocchi, Graubrot, Haferflocken, Hirse, Honig, gedämpfte und/oder pürierte Kartoffeln, Kartoffelchips, Marmelade, Kürbis, Mais, Melonen, gezuckerte Milchprodukte, gekochte Möhren, Müsliriegel, Pizza, Popcorn, Reis (Basmati-, Langkorn-, Natur-, Vollkorn-, Wildreis), Rosinen, Rote Bete/Rote Rüben, Schokolade, Vollkornbrot fein

Lebensmittel mit einem hohen Glyx (über 70)

Baguette, Cornflakes, Croissants, Kartoffeln gebacken, Kartoffelpüree als Fertigprodukt, Knäckebrot, Limonade, Maisstärke, Malzzucker (Maltose), Pommes frites, Reis (instant und geschält), Traubenzucker, Waffeln, Weißbrot (z. B. Brötchen/Gebäck), Zuckermais

Wie können Sie Süßes leichter reduzieren?

Das Geschmacksempfinden für süße Speisen können Sie ändern, indem Sie bewusst die Reizschwelle senken. Nach einer Übergangszeit von einigen Tagen ohne Süßungsmittel löst eine gering gesüßte Süßspeise das gleiche intensive Geschmackserlebnis aus wie zuvor eine höhere Süßkonzentration. Stark Gesüßtes wird dann häufig als übersüßt empfunden. Durch diese Maßnahme erreichen Sie eine deutlich reduzierte Aufnahme von isolierten Zuckern.

Der Vorteil von alternativen Süßungsmitteln wie Honig und Fruchtdicksäften ist ihr dominierender Eigengeschmack. Damit erschweren sie ein Übersüßen und erleichtern somit eine Geschmackssensibilisierung. Die Verwendung von Zuckeraustauschstoffen und Süßstoffen führt dagegen nur zu einem Austausch von isolierten Zuckern, ohne dass dabei eine grund-

Stevia ist eine gute Alternative zu chemischen Zuckeraustauschstoffen.

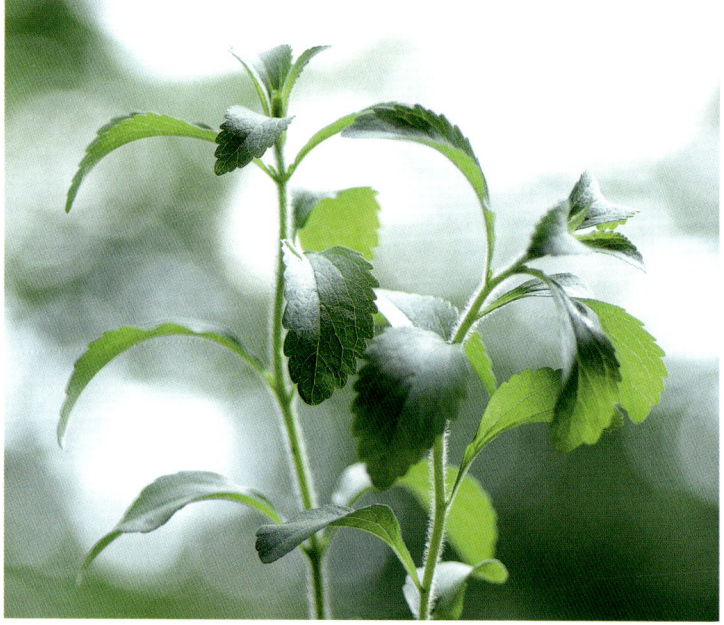

sätzliche Änderung des Geschmacks und damit der Ernährungsgewohnheiten unterstützt würde. Darum sind diese Substanzen
genauso wie isolierte Zucker nicht zu empfehlen. Wer – verständ-
licherweise – nicht auf gesüßte Speisen verzichten will, hat mit
Stevia inzwischen eine gute Alternative (siehe Kapitel „Figurprobleme ab 40 – so beugen Sie vor").

Leider wird „zuckerbewusstes" Einkaufen durch die Vielfalt
der auf Zutatenlisten genannten Produkte wie Glukosesirup, Iso-
Glukose und Invertzucker erschwert. Würden die Hersteller all
diese Zuckerinhaltsstoffe zusammenfassen, müssten sie diese
weiter vorne in der Zutatenliste angeben und damit zu erkennen
geben, wie zuckerhaltig ihr Produkt tatsächlich ist. Das würde
unter Umständen bewusste Käufer abschrecken. Daher bevorzugt
man diese ungenauen und für Laien oft nicht zu durchschauen-
den Begriffe.

Bei milden Formen des Typ-2-Diabetes genügt es oft schon,
einige Kilos abzunehmen und Sport zu treiben. Dann normalisieren sich die Blutzuckerwerte meistens wieder und die Betroffenen
benötigen oft kein Insulin mehr. Um diese niedrigeren Blutzuckerwerte auf Dauer zu halten, sollten die richtigen Kohlenhydrate gewählt werden: wenig Fett, Vollkorngetreide, Reis, Obst sowie Gemüse.

> **!** Alternative Süßungsmittel haben einen stärkeren Eigen-geschmack.

> **!** Der süße Geschmack stellt einen Anreiz dar, das Sättigungs-gefühl zu über-gehen.

Die Zähne stärken

Nicht nur der Zahn der Zeit nagt an den Zähnen, Karies macht
uns oft das ganze Leben schwer zu schaffen.

So stärken Sie Ihre Zähne:

- Essen Sie rohe Möhren, Vollkornbrot und Äpfel – das massiert
  das Zahnfleisch und stabilisiert die Knochensubstanz sowie
  den Zahnhalteapparat. Außerdem reiben die Pflanzenfasern
  auf den Zahnflächen und reinigen sie.

- Wählen Sie lieber Äpfel anstelle von Apfelmus, denn das Kauen lässt Speichel fließen, der die aggressiven Fruchtsäuren aus dem Obst neutralisiert.
- Käse bildet eine klebrige, lang haftende Schicht aus Eiweiß und Fett. Diese hält Säuren von den Zähnen fern.
- Fluorid macht Zähne widerstandsfähiger gegen Säuren, da es die Remineralisierung fördert. Nehmen Sie deshalb Speisesalz mit Fluorid sowie grünen und schwarzen Tee zu sich.
- Säurehaltiges wie Obst, Limonaden oder Saft greift den Zahnschmelz an. Um zu verhindern, dass die Zähne geschädigt werden, sollte man sie frühestens eine halbe Stunde nach dem Verzehr der sauren Lebensmittel putzen, denn damit wird verhindert, dass die Bürsten den angegriffenen Zahnschmelz schädigen.

> Im Alter nimmt die Geschmacksempfindlichkeit häufig ab. Man kann sie durch folgende Maßnahmen verbessern: Alle acht Tage die Zunge mit einem Spachtel, der Zahnbürste oder einem rauen Waschlappen abwischen/abbürsten. Danach empfindet man die Geschmacksunterschiede wieder intensiver.

Ernährung ab 40 für eine junge Haut

Wir möchten alle möglichst lange jung und vital aussehen. Die jugendliche Ausstrahlung unserer Haut kann viel zu einem frischen Gesamteindruck beitragen.

Die Haut schützt, speichert Reserven und hilft, den Körper zu reinigen. Um diese Aufgabe zu meistern, benötigt sie gerade mit zunehmendem Alter eine ausgewogene und abwechslungsreiche Ernährung, die Versorgung mit wichtigen Nähr- und Mineralstoffen sowie eine gesunde Lebensführung.

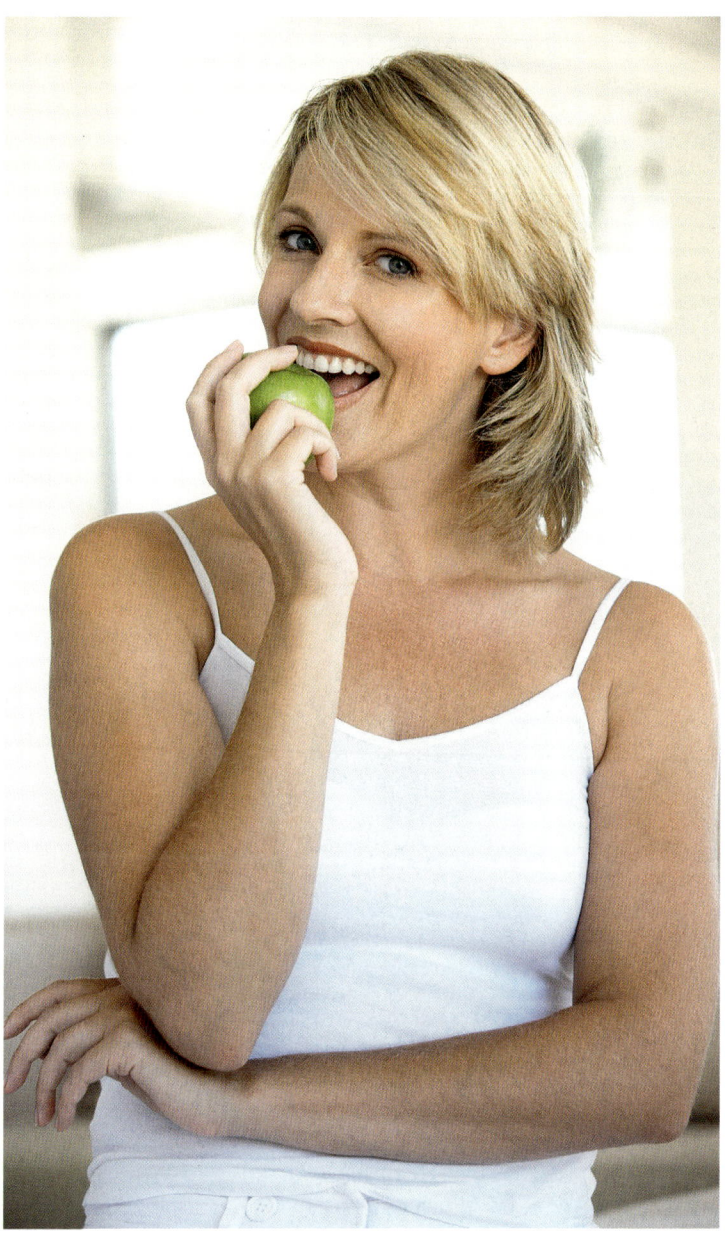

Die jugendliche Ausstrahlung unserer Haut kann viel zu einem frischen Gesamteindruck beitragen.

Alterungsvorgänge finden vorwiegend in den unteren Hautschichten statt, wo sich die elastischen Fasern und die Talg- und Schweißdrüsen befinden. Alt wird die Haut, wenn sich verbrauchte Zellen nicht mehr durch neue ersetzen und beschädigte Bereiche nicht mehr repariert werden. Die Haut wird dünner und Falten entstehen.

Vitamine beugen dem vorzeitigen Altern vor

!

Vitaminmangel lässt die Haut fahl und glanzlos erscheinen.

Die Haut ist nicht nur Spiegel unserer Seele, sie spiegelt auch unseren Ernährungszustand wider. Eine ausreichende Versorgung des Körpers mit Vitaminen und anderen Nährstoffen (Mineralstoffe, Spurenelemente etc.) ist die grundsätzliche Voraussetzung für eine gute Funktion der Haut und ihrer Anhangsorgane Haare, Nägel, Schweiß- und Talgdrüsen. Die Haut und ihre angrenzenden Schleimhäute zeigen ernährungsbedingte Störungen sehr schnell auf, sodass sie sich mit diesem Organ relativ leicht und frühzeitig diagnostizieren lassen. Dabei sind gut sichtbare Hautprobleme durch Mangelernährung in Mitteleuropa selten geworden und kleine, durch Vitaminmangel verursachte Veränderungen werden leicht übersehen.

Für die Haut sind vor allem folgende Vitamine wichtig:

Vitamin A und seine Vorstufe

Vitamin A ist ein Schutzschild für die gesamte Haut und beeinflusst die Funktion von Zellen des Immunsystems in diesem Organ. Hat man einen Vitamin-A-Mangel, so führt dies zu einer trockenen Haut mit braunen Flecken sowie verminderten Schweiß- und Talgdrüsenabsonderungen. Die Nägel sind dünn, brüchig und zeigen Längs- und Querfurchen. Auch ein leichter Haarausfall ist möglich, zumeist hat dieser jedoch andere Ursachen (zum Beispiel Eisenmangel).

Ebenso wie Vitamin A ist auch dessen Vorstufe, das Provitamin A, auch Beta-Carotin genannt, für Haare und Haut gut.

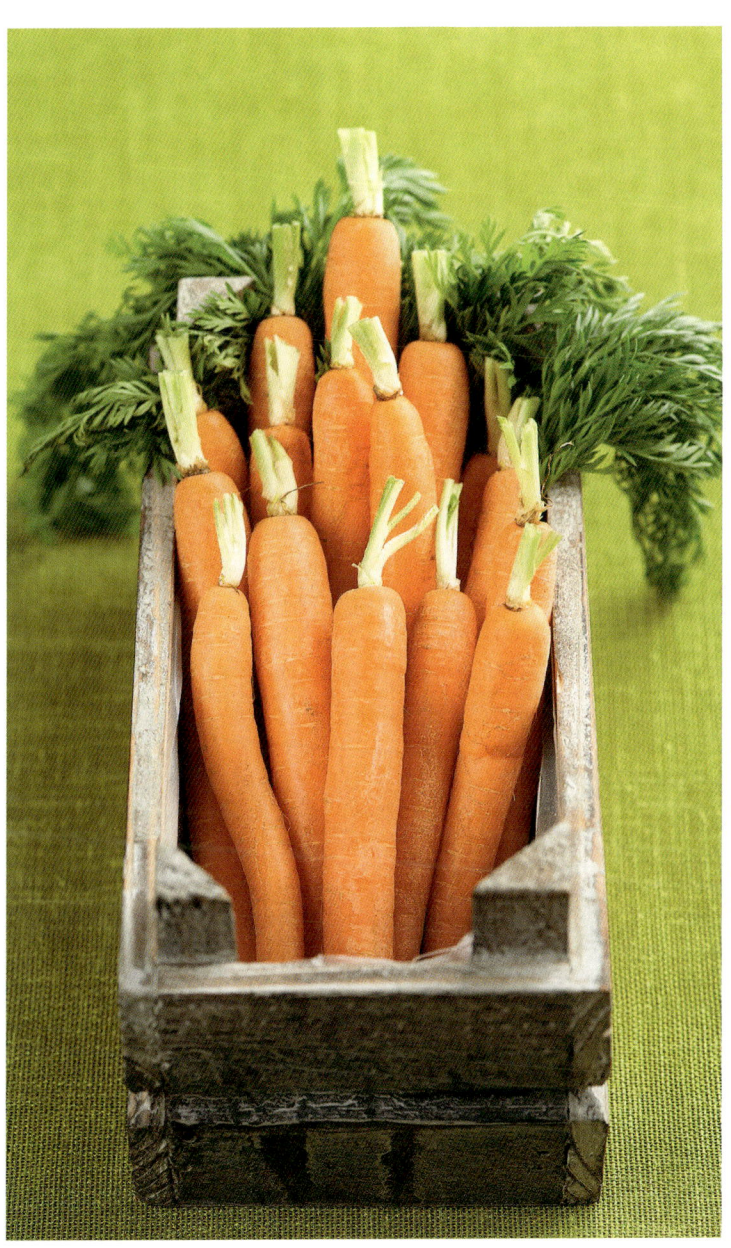

Betacarotin ist in Karotten enthalten und verleiht der Haut ein gesundes Aussehen.

Es wird im Unterhautfettgewebe gespeichert und bei Bedarf in das aktive Vitamin A umgewandelt. Was bei Babys und Kleinkindern eine angenehm bräunliche Haut zur Folge hat, wenn sie viel Möhrenbreie und -säfte bekommen, schützt Erwachsene etwas (nicht absolut!) vor Sonnenbrand. Einschränkend muss hier jedoch gesagt werden, dass dafür eine Zufuhr von mehr als 20 mg/Tag über einen Zeitraum von über zwölf Wochen erforderlich ist. Diese Schutzwirkung ist höher, wenn gleichzeitig viel Vitamin E konsumiert wird. Bei starker Sonnenstrahlung sind zusätzliche Schutzmaßnahmen wie Eincremen mit Sonnenschutzmittel unbedingt erforderlich. Auf alle Fälle verleiht Beta-Carotin der Haut ein gesundes Aussehen.

Vitamin B_2 (Riboflavin)

Bereits ein leichter Vitamin-B_2-Mangel, der allerdings bei uns selten vorkommt, führt zu glanzlosen und brüchigen Fingernägeln. Das Vitamin hilft beim Aufbau von Haut und Schleimhäuten. Viel davon kommt in Hefe, Innereien, getrockneten Steinpilzen und Pfifferlingen sowie Weizenkeimlingen vor.

Getrocknete Steinpilze sind eine gute Vitamin-B_2-Quelle.

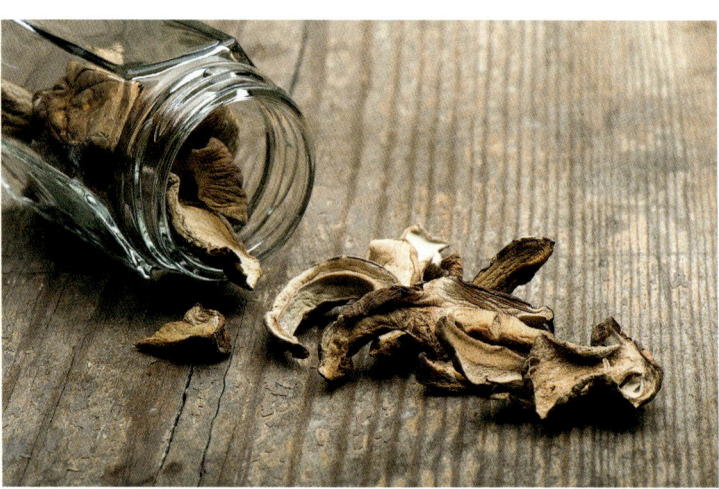

Vitamin B₅ (Pantothensäure)

Vitamin B_5 ist für die Funktion der Haut und Schleimhäute sowie das Wachstum und die Pigmentierung der Haare bedeutend. Es fördert die Wundheilung und wird auch in Hautpflegeprodukten eingesetzt, da es für schöne Fingernägel und Haare sorgen soll. Vitamin B_5 sorgt für eine optimale Nährstoffversorgung der Hautzellen. Außerdem kann dieses Vitamin Wasser binden – wichtig gerade bei alternder Haut.

> **!**
>
> Vitamin B_5 hilft mit, den Alterungsprozess der Haut hinauszuzögern.

Ein ernährungsbedingter Mangel ist allerdings selten, als Ursache kommt in der Regel nur eine Erkrankung, insbesondere in Zusammenhang mit der Antibiotikagabe, vor. Sie finden Vitamin B_5 in fast allen Lebensmitteln, in den auch Vitamin B_7 vorkommt.

Vitamin B₇ (Biotin)

Falls ein Mangel an diesem Vitamin überhaupt auftritt, kann dies zu Hautentzündungen (Dermatitis) führen. Auch auf das Nagelwachstum scheint es einen Einfluss zu haben. Der Grund dafür kann sein, dass das Vitamin beim Wachstum, Erhalt sowie dem Stoffwechsel von Talgdrüsen, Haut und Haar mitwirkt. Daher ist es für deren gesunde Funktion wichtig. Es hilft zudem beim Aufbau von Keratin, einem schwefelhaltigen Eiweißkörper der Haut und ihrer Anhangsorgane, der diesen Körperteilen Form und Festigkeit verleiht. Viel davon finden Sie in Innereien, Hefe, getrockneten Steinpilzen und Pfifferlingen, Sojabohnen, Hühnereigelb, Weizenkleie, Wal- und Erdnüssen.

Vitamin B₉ (Folsäure)

Der Folsäure sagt man verjüngende Eigenschaften nach, sie soll vor Zellkernschäden schützen. Die B-Vitamine allgemein, allen voran Vitamin B_2, B_6, B_{12} und Folsäure, helfen der Haut, sich zu regenerieren.

!

Vitamin E wirkt Alterserscheinungen der Haut entgegen.

Vitamin E

Dieses Vitamin kann bei Altersflecken – insbesondere in Kombination mit Vitamin C – eine Besserung der Hyperpigmentierung erreichen. Auf der Haut soll es folgende biologische und kosmetische Wirkungen entfalten: Glättung der Hautoberfläche, Steigerung des Feuchthaltevermögens der Hornschicht, antientzündliche Wirkung, Verminderung von UV-Bestrahlungsschäden und Verminderung des Angriffs freier Radikale auf bestimmte Fettsäuren (Lipidperoxidbildung).

Eine ausgewogene Ernährung, also Vollwertkost, die einen Vitaminmangel in der Regel verhindert, sorgt dafür, dass Ihre Haut, Haare sowie Nägel gut aussehen und ein vorzeitiges Altern verhindert wird.

Mineralstoffe für die Schönheit

!

Eine mineralstoffreiche, vollwertige Ernährung sorgt für Glanz und Spannung der Haare.

Ihre Fingernägel und Haare sehen schöner aus und sind gesünder, wenn sie optimal mit Mineralstoffen versorgt sind. Wenn Ihr Körper ausreichend Eisen und Jod erhält, sieht Ihre Haut nicht nur gut aus, sondern fühlt sich auch geschmeidig an. Die Wirkung mancher Mineralstoffe ist dabei verblüffend. So sorgt Kalzium nicht nur für gesunde Knochen, sondern auch für schöne Fingernägel. Zink- und Kupfermangel wirkt sich nicht nur auf das Immunsystem aus, er macht auch die Haare stumpf und strähnig.

Eisen

Ein schwerer Eisenmangel führt zu Rissen im Mundwinkel sowie brüchigen Haaren und Fingernägeln. Aber auch ein leichter Mangel hat unangenehme Auswirkungen wie Haarausfall und allgemeines Hautjucken. Ein ständiges Kratzen der Haut macht sie nicht schöner. Da auch zu viel Eisen ungesund ist, sollten Sie vom Arzt abklären lassen, ob ein Eisenmangel besteht. Falls ja, können Sie diesen mit eisenreichen Lebensmitteln (beispiels-

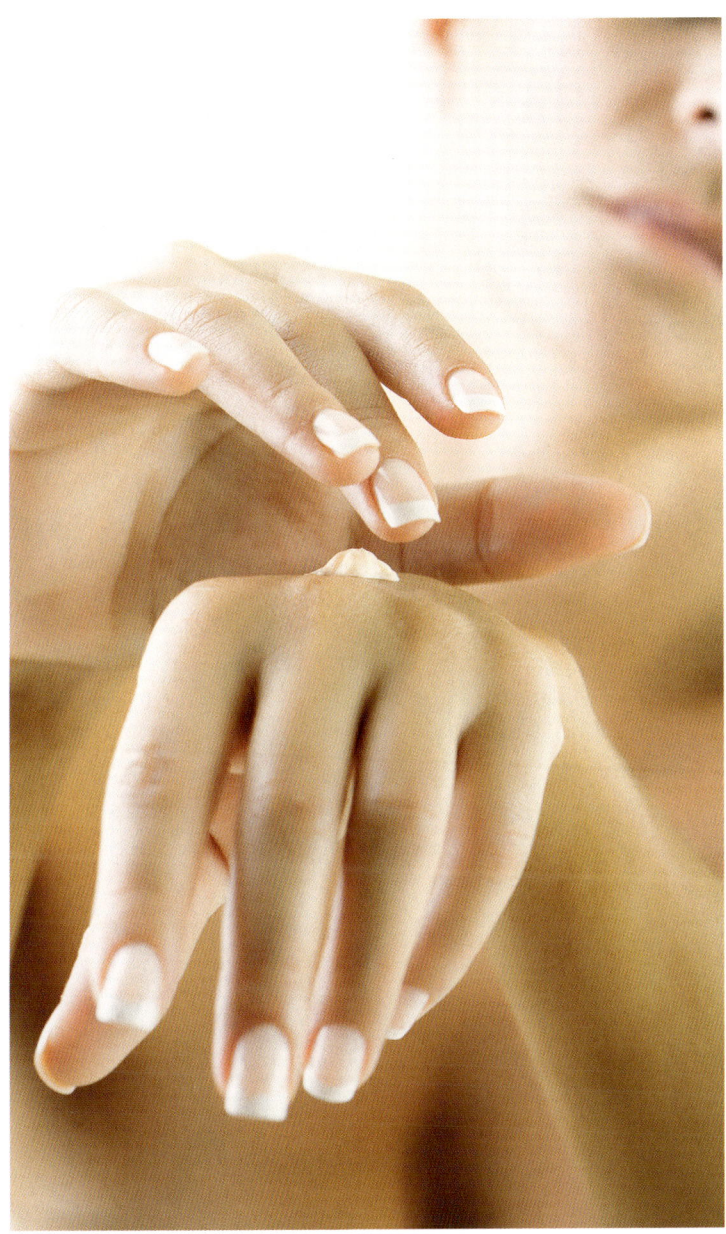

Wenn Ihr Körper ausreichend Eisen und Jod erhält, sieht Ihre Haut gut aus und fühlt sich geschmeidig an.

weise mit Bierhefe, Kakao, Sesam, Sonnenblumenkernen) reduzieren.

Selen

Das Spurenelement spielt eine wichtige Rolle beim Hautschutz vor UV-Licht.

Silizium

!

Viele Mineralstoffmängel wirken sich negativ auf die Schönheit aus.

Wissenschaftlich erwiesen ist, dass die Einnahme von Silizium die Dicke und die Spannkraft der Haut sowie die Beschaffenheit brüchiger Nägel und Haare verbessern kann.

Neben Eisen- und Zinkmangel können auch Kupfer- und Manganmängel zu Haarausfall oder Haarwachstumsstörungen führen. Jodmangel kann trockene und rissige Haut zur Folge haben.

Zink

Zink hat bei der Heilung von Hautkrankheiten eine lange Tradition. Mütter kennen die zinkhaltigen Cremes nahezu als Wundermedizin gegen wunde Babypopos. Entsprechend wird Zink zur Wundheilung und bei Hautrötungen eingesetzt. Warum das Spurenelement eine derartige Heilwirkung hat, ist weitgehend unbekannt. Generell unterstützt Zink die Haut bei ihrer Barrierefunktion gegenüber Krankheitserregern. Man schreibt dem Mineralstoff antimikrobielle Effekte zu.

!

Zink ist gut für die Haare.

Ein Mangel an diesem Spurenelement bewirkt eine Verlangsamung des Haarwachstums und eine Verdünnung des Haarschafts. Auch ein mehr oder weniger ausgeprägter Haarausfall gehört zu diesem Erscheinungsbild. Entsprechend führt eine Zinkzufuhr in solchen Fällen rasch zur Beseitigung der Symptome.

An den Fingernägeln führt Zinkmangel innerhalb von vier Wochen zu quer verlaufenden Rillen, den sogenannten Beau-Linien, die von weißen Bändern begleitet sein können. Dass sie möglicherweise nicht sofort nach Zinkeinnahme verschwinden, liegt vermutlich am langsamen Wachstum der Nägel. Bleibt der Zinkmangel unbehandelt, kann er im Extremfall zur Ablösung der Nagelplatte vom Nagelbett führen.

Ernährung ab 40 für ein junges Gehirn

Kann man im Alter noch lernen? Das kann man eindeutig bejahen. Denn die Lernfähigkeit verringert sich nicht, wenn man älter wird, nur die Lerngeschwindigkeit. Außerdem muss ein Stoff öfter wiederholt werden, bis er schließlich und endlich im Langzeitgedächtnis verankert wird.

Lernen im Alter – ist das noch möglich?
Auf jeden Fall:
- Einen altersbedingten biologischen Abbau des Gehirns gibt es nicht.
- Es gibt kein altersbedingtes Nachlassen der Lernfähigkeit. Entscheidend ist das geistige Training.
- Ältere Menschen benötigen für die Aneignung neuen Lernstoffes mehr Zeit, machen dafür aber weniger Fehler.

Bis ins hohe Alter entstehen noch neue Nervenzellen. Dadurch entwickelt sich das Gehirn ein Leben lang weiter. Die Voraussetzung dafür ist allerdings, dass Sie die Denkzentrale ständig auf Trab halten. Nur wenn Sie geistig und auch körperlich aktiv bleiben, werden Wachstumsfaktoren produziert, die die notwendigen Reize zur Entstehung und Integration neuer Nervenzellen setzen. Diese sind zuerst enorm anpassungsfähig gegenüber neuen, auch schwierigen oder unerwarteten Aufgaben, mit denen sie konfrontiert werden. Erhalten sie in dieser Form jedoch geistige

!

Bis ins hohe Alter entstehen neue Nervenzellen – das Gehirn entwickelt sich ein Leben lang weiter.

Nahrung, reifen sie zu aktiven Nervenzellen heran. Auf diese Weise ermöglichen sie, neue Fähigkeiten und Erinnerungen bis ins Greisenalter zu erwerben. Werden diese neuen Zellen allerdings nicht gefordert beziehungsweise mit entsprechenden Reizen versorgt, gehen sie rasch wieder zugrunde.

Gedächtnistraining

!

Eine gesunde Lebensführung erhält das Lernvermögen und Gedächtnis bis ins hohe Alter.

Ein Gedächtnistraining sorgt dafür, dass keine Nervenbahnen blockiert werden und dass möglichst viele Informationen sofort gezielt abrufbar sind. Eine gesunde Lebensführung trägt zusätzlich dazu bei, Lernvermögen und Gedächtnis bis ins hohe Alter zu erhalten. Dies untersuchten Wissenschaftler von der Klinik und Poliklinik für Neurologie des Universitätsklinikums Münster an 400 gesunden, älteren Menschen. Dabei wurden auch die Lebensgewohnheiten ihrer Studienteilnehmer (Zigaretten- und Alkoholkonsum, Sport, Ernährung, Körpergewicht) berücksichtigt. Die Untersuchung ergab, dass eine gesunde Lebensweise direkt mit einer verbesserten Gedächtnisleistung in Zusammenhang steht – unabhängig von Geschlecht und Bildung.

Omega-3-Fettsäuren halten geistig fit

!

Omega-3-Fettsäuren können vor geistigem Leistungsabfall schützen.

Studien belegen, dass sich ältere Menschen, die sich mit Omega-3-Fettsäuren sowie bestimmten Vitaminen und Mineralien ernähren, vor geistigem Leistungsabfall oder gar Alzheimer schützen können. Im Rahmen einer sechsjährigen Studie wurde untersucht, ob frisches Obst und Gemüse einen positiven Effekt auf die Gedächtnisleistung hat. Wissenschaftler vom Rush University Medical Center in Chicago testeten dies mit 3800 älteren Menschen. Die Studienteilnehmer führten Tagebuch über ihre Ernährung und absolvierten mehrere Gedächtnistests. Die Resultate waren verblüffend: „Wer knapp drei Gemüsemahlzeiten pro Tag aß, drosselte damit den geistigen Abbau um 40 Prozent – im Vergleich zu denjenigen, die kein Gemüse konsumiert hatten", fasste die Studienleiterin Martha Clare Morris zusammen. Sie ist der Ansicht, dass dieser Effekt eine Verjüngung der Gedächtnisleistung um fünf Jahre bewirkt. Diese positive Wirkung wurde vor allem bei grünem Blattgemüse, also Spinat, Salat, Kohl oder Mangold, beobachtet. Zusätzlich zeigte die Studie, dass, je älter der Mensch ist, desto stärker das Gedächtnis von der Gemüsediät profitierte. Überraschend war außerdem, dass der Verzehr von Obst keinen Einfluss auf die Gehirnleistung hatte.

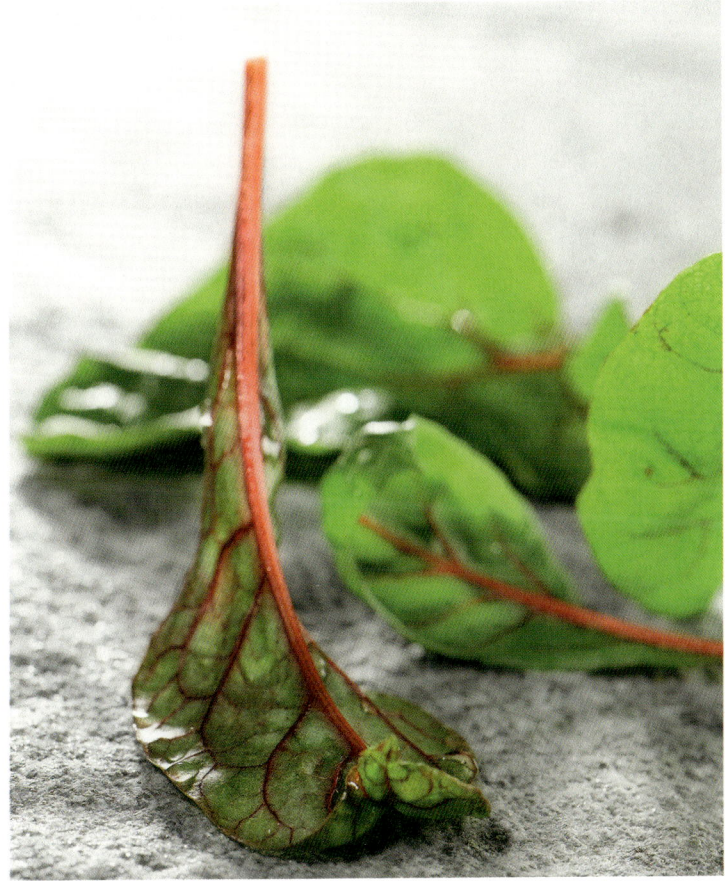

Wer Gemüse isst, wirkt aktiv dem geistigen Abbau entgegen.

So unterstützen Sie Ihre grauen Zellen zusätzlich

- Die Banane gehört zur Nervennahrung – eine sollte täglich auf dem Speiseplan stehen.
- Brokkoli ist ein ideales Gemüse – nicht nur aufgrund der krebsvorbeugenden Wirkung.
- Für eine gute Lezithinzufuhr sind Eier, Soja- und Milchprodukte gut.
- Um ausreichend Omega-3-Fettsäuren zuzuführen, sollten Sie zweimal in der Woche Seefisch wie Lachs, Makrele oder Hering essen.
- Walnüsse liefern dem Gehirn wertvolle Fette und Spurenelemente.
- Frischer Salat ist gesund. Grüne Blätter liefern Chlorophyll, damit die Sauerstoffversorgung des Gehirns gut funktioniert. Enthält er noch frisch geschnittenen Paprika, regt er das Denken an.
- Weizenkeime sind reich an wertvollen Fettsäuren, an Vitamin E, Magnesium, Kalium und B-Vitaminen, das steigert die Kon-

Eine Banane pro Tag ist gut für die Nerven.

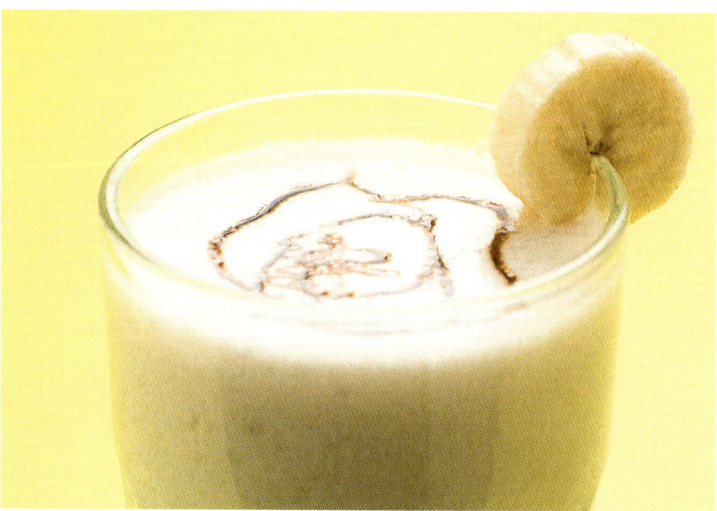

zentration. Man kann sie über den Salat oder die Nachspeise streuen.

- Mit zunehmendem Alter lässt auch das Durstgefühl nach. Wer zu wenig trinkt, kann nicht mehr klar denken, kann depressiv oder aggressiv werden. Hat man Durst, zeigt der Körper damit, dass ihm bereits Flüssigkeit fehlt. Besonders geeignet sind kalorienarme oder -freie Getränke wie Früchtetee, Mineralwasser oder Ähnliches. Vor nicht allzu langer Zeit empfahl man etwa 2 l am Tag. Inzwischen denkt man, dass auch 1 bis 1,5 l täglich ausreichen.
- Ein fortgesetzter Mangel an Vitamin B_{12} führt zu Nervendegeneration und möglicherweise sogar zu leichten Depressionen. Der Arzt kann dies feststellen.

Ein interessanter Aspekt ist auch, dass der Geruch von Speisen das Gefühlszentrum und das Großhirn aktiviert. Schon vor langer Zeit wurde der Nachweis erbracht, dass, wenn beim Lernen und Erinnern von Worten an Lavendel oder Zitrone gerochen wird, diese Duftstoffe die Gedächtnisleistung erhöhen.

> **!**
>
> Gerüche von Speisen können die Gedächtnisleistung erhöhen.

Jede Form von gesunder Ernährung ist gut für den Kopf. Möglicherweise spielen bei der Entstehung der Alzheimer-Krankheit sowohl die Höhe des Cholesterinspiegels als auch die oxidativen Prozesse, die durch die freien Radikale ausgelöst werden, eine Rolle. Zum Schutz des Gehirns isst man daher besser keine chemisch belastete Industrienahrung, sondern viel frisches Gemüse und Obst sowie wenig tierische Fette. Große Mahlzeiten machen außerdem müde und denkfaul.

Figurprobleme ab 40 – so beugen Sie vor

Jedes Jahr kommen neue Diäten auf den Markt. Einmal wird das Fett zum Dickmacher Nummer eins erklärt, dann sind es zum wiederholten Male die Kohlenhydrate. Bei Robert Atkins konnte man so viel Fett essen, wie man wollte – nur keine Kohlenhydrate –, und man nahm trotzdem ab. Warum, weiß man bis heute nicht so ganz genau.

Inzwischen empfiehlt man, Süßes und Fett zu reduzieren sowie Kohlenhydratreiches wie Reis und Nudeln nur in Maßen zu essen. Allenfalls die ausreichende Zufuhr von Eiweiß sollte man beim Abnehmen beachten. Ein Mangel daran führt zu Muskelschwund, Herz-Kreislauf-Störungen und Gewebswassereinlagerungen (Ödeme).

Tatsache bleibt, dass der Kalorienbedarf im Laufe des Lebens sinkt, nämlich um ungefähr fünf bis sieben Prozent pro Dekade ab 35. War es vorher schon oft schwierig, die gute Figur zu erhalten, so wird es für viele jetzt wirklich zum Problem. Wie üblich spielt uns die Natur einen Streich. Über Jahrtausende hindurch war das Essen oft knapp, wenn nicht gar zu wenig, und man musste sich oft viel bewegen, um an genügend Kalorien zu kommen. Unser Körper hat sich daran gewöhnt, und es ist sein Hauptziel, genug Energie auch für magere Zeiten bereitzustellen. Erfreulicherweise kommen die „mageren" Zeiten heute nicht mehr – zumindest nicht bei uns. Das weiß jedoch unser Körper nicht! Jeden Bissen, den er nicht benötigt, wandelt er in gefüllte Fettzellen um, die er nur unter „Zwang" wieder entleert. Das Ergebnis: Durchschnittlich ein Kilo nimmt der Bundesbürger pro Jahr zu. Das summiert sich auf Dauer, schon weil die Muskelmasse mit der Zeit abnimmt. Nur 100 kcal pro Tag zu viel – zum Beispiel mit einem mittleren trockenen Brötchen –, ergeben im Jahr mehr als 35.000 kcal mit einem Gewicht von 5 kg!

Da hilft nur eins: den Körper überlisten – mit Wissenschaft

!

Der Kalorienbedarf sinkt im Laufe des Lebens um fünf bis sieben Prozent pro Dekade ab 35.

und Erfahrungswerten. Im Folgenden erhalten Sie Wissenswertes, um die Kilos in den Griff zu bekommen, und Tipps, die Ihnen dabei helfen, den Körper schlank, gesund und schön zu erhalten.

Bin ich überhaupt zu dick?

Sie fühlen sich dick und möchten abnehmen. Aber wann ist man überhaupt zu schwer? Jahrelang galt das Normalgewicht nach dem Broca-Index: Körpergröße in Zentimeter minus 100 = Normalgewicht. Beim Mann ergab sich das „Idealgewicht" durch den zusätzlichen Abzug von zehn Prozent, bei der Frau durch den Abzug von 15 Prozent vom Normalgewicht. Das heißt: Bei einer Größe von 1,70 m darf man idealerweise 63 kg (Männer 70 kg) wiegen. Gradmesser für die Bewertung des Körpergewichts ist heute weltweit der Body-Mass-Index (BMI) – das Ergebnis aus dem Körpergewicht in Kilogramm geteilt durch die Körperlänge

Pölsterchen um Taille oder Bauch sind besonders gefährlich und können chronische Entzündungen bewirken.

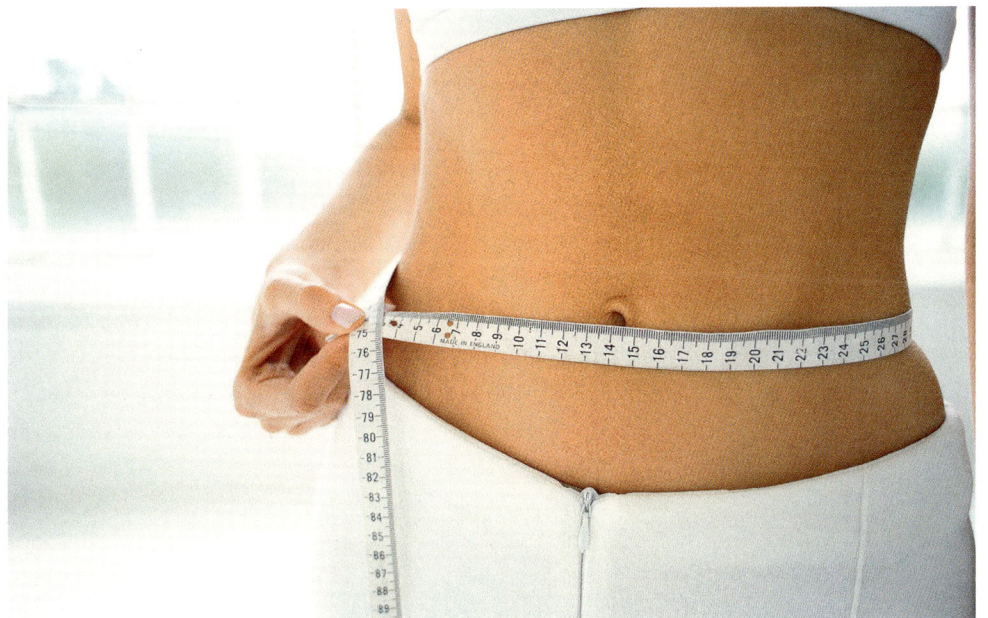

in Metern zum Quadrat. Beispiel: Der BMI bei 70 kg bei 1,70 m Körpergröße: $70 : 1{,}70^2 = 24{,}2$.

> **Den BMI teilt man folgendermaßen ein:**
> 20–24: Normalgewicht
> 25–29: leichtes bis mäßiges Übergewicht
> ab 30: deutliches Übergewicht
> Bei älteren Personen können die Werte auch ein bis zwei Stufen höher sein.

Bei einem BMI über 30 oder wenn man sein „Normalgewicht" um 25 Prozent überschreitet, besteht Handlungsbedarf – dann müssen die Kilos runter, um gesundheitliche Probleme und vorzeitiges Altern zu verhindern. So liegt die Wahrscheinlichkeit, an Typ-2-Diabetes zu erkranken, nach 20 Jahren Übergewicht bei nahezu 100 Prozent. Auch viele andere Krankheiten wie Brustkrebs werden bei Übergewicht häufiger.

Außer dem BMI gibt noch eine andere Messgröße: die Taille oder der Bauchumfang. Denn entscheidend für die Gesundheit ist die Fettverteilung. Am gefährlichsten ist der Taillenspeck. In diesem „Speckgürtel" werden Botenstoffe produziert, die in benachbarten Zellen chronische Entzündungen bewirken. Die mögliche Folge ist Diabetes. Die Grenzwerte hier sind:
- Frauen: ab 85 bis 90 cm Taillenumfang
- Männer: ab ca. 100 cm

Für beide gilt dieser Wert relativ unabhängig von der Körpergröße.

!

„Bauchfett" werden Sie am schnellsten los: 5–10 % weniger Körpergewicht verkleinern das Volumen um ein Drittel.

Wissenswertes rund ums Abnehmen

Crashdiäten, Fasten etc. bringen allenfalls kurzfristig etwas. Fällt die Kalorienaufnahme auf unter 800 kcal ab, ist das nicht nur ungesund, es provoziert auch den Jo-Jo-Effekt. Denn derartiges Abspecken signalisiert dem Körper nur: Vorsicht! Es ist nicht genügend zum Essen da, Sparflamme! Dann wiegt man – sobald der Körper wieder zusätzliche Nahrung erhält – sehr schnell mehr als vor der Crashdiät.

> **!**
> Ideal: 1–2 kg pro Monat abspecken, das sind im Jahr 12–24 kg.

Abnehmen klappt langfristig nur, wenn das Urbedürfnis angenehmer Sättigung gestillt wird. Andernfalls ist man nur frustriert, und das führt nicht selten zu „Fressattacken".

Wie üblich kommen neue Trenddiäten aus den USA. Eine davon ist „Volumetrics". Der Begriff kommt von „Volumetrie", dem Messen von Rauminhalten, auch beim Magen. Ernährungsmediziner der TU München bestätigen die Theorie, die dahinter steckt. Isst man, wird ein Dehnungsreiz der Magenwand ausgelöst. Interne Nervenrezeptoren messen die Essensmenge und den Druck auf die Magenwand. Diese Rezeptoren senden über den Vagusnerv Signale an das Gehirn. Dort lösen sie auf diese Weise das Völlegefühl aus und Nerven im Zwischenhirn sorgen dafür, dass man nicht weiterisst. Wenn man schließlich ganz satt ist, werden die damit zusammenhängenden Botenstoffe nicht mehr ausgeschüttet.

> **!**
> Größere Mahlzeiten füllen den Magen für einen längeren Zeitraum.

Zieht sich der Magen zusammen und entleert sich, fühlt man in der folgenden Zeit wieder ein Verlangen nach Essen. Größere Mahlzeiten füllen daher den Magen für einen längeren Zeitraum. Sie sättigen besser als kleine Mahlzeiten. Das bedeutet offensichtlich, dass es wohl besser ist, dreimal am Tag größere statt fünfmal kleinere Mahlzeiten zu essen. Zwischenmahlzeiten ändern zudem in der Regel nichts an den Mengen, die zu den Hauptmahlzeiten verspeist werden, sie erhöhen aber die Kalorienbilanz des Tages. Das heißt: Wenn der „kleine Hunger" kommt, allenfalls etwas Obst, Möhrenstifte, Paprika, Gurke, Radieschen oder Ähnliches verzehren, ansonsten schlägt sich das Ganze als „Hüftgold" nieder.

Generell ist es nicht nötig, täglich fünf Mahlzeiten zu sich zu nehmen, um nicht unterzuckert zu werden. Immer wieder kleine Portionen zu essen bedeutet auch, dass der Körper immer wieder Insulin ausschüttet. Das reguliert zwar den Blutzucker, sorgt aber auch dafür, dass Fett in die Zellen aufgenommen wird. Ess- und damit Insulinpausen helfen, Fett abzubauen und sind damit gut für Ihre Figur. Dabei ist ganz eindeutig: Je höher die Insulinabgabe ins Blut, desto stärker wird der Fettabbau gehemmt. Deshalb ist es gut, Sport auf nüchternen Magen zu treiben, denn wenn vorher Kohlenhydrate gegessen werden, nimmt man durch Bewegung noch weniger ab, als dies sowieso der Fall ist.

Auch Hormone sind an dieser Steuerung beteiligt: Beginnt man zu essen, wird die Freisetzung des appetitanregenden Hormons Ghrelin aus dem Magen zunächst gehemmt. Etwa zwei Stunden nach dem Essen wird es wieder gebildet und aktiviert – ebenfalls im Zwischenhirn – appetitsteigernde Botenstoffe. Je nachdem, ob die appetitsteigernden oder sättigenden Botenstoffe im Übermaß vorhanden sind, werden wir hungrig oder nicht.

80 Prozent der Sättigung gehen somit auf das Volumen und nicht die Kalorienmenge zurück. Das heißt: Sattheit ist nahezu völlig unabhängig von der Energie der zugeführten Nahrung. Je mehr Kalorien das jeweilige Lebensmittel in derselben Menge enthält, desto größer ist die Energieaufnahme bei gleichem Sättigungseffekt. Isst man zum Beispiel Schnitzel, Obst oder Gemüse, so wird mit letzterem die Sättigung mit nur 150 kcal erreicht, beim Schnitzel benötigt man für denselben Effekt 550 kcal.

Im Rahmen eines Versuchs wurde Patienten Brot mit und ohne Leberwurst angeboten. Die Mengen, die sie bis zum Sattwerden verspeisten, waren immer dieselben. Die Kalorien lagen bei viel Leberwurst aber doppelt so hoch wie bei Brot pur.

> **!**
>
> Sättigungssignale werden durch Füllung des Magens aktiviert – unabhängig davon, wie viel Kalorien die jeweilige Nahrung enthält.

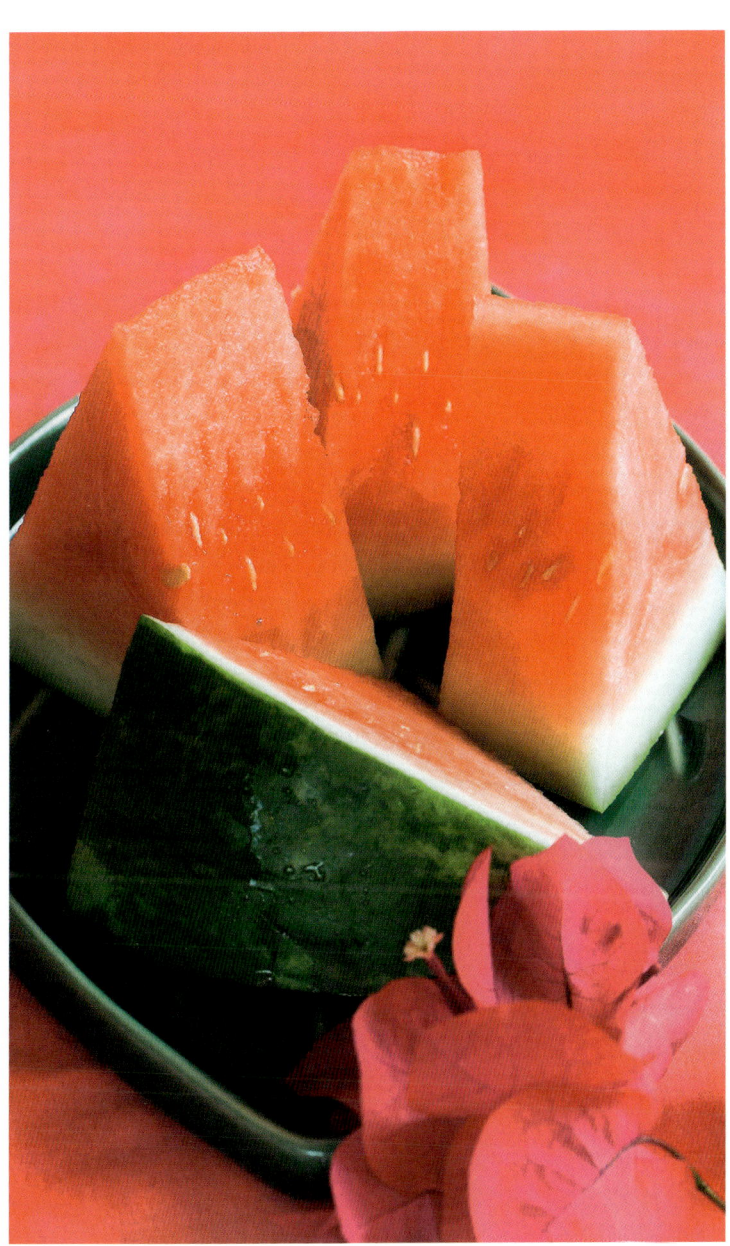

Die Wassermelone hat viel Volumen und nur sehr wenige Kalorien – das ideale „Schlankfood".

!

Energiedichte = Kilokalorie pro Gramm eines essbaren Lebensmittels.

Dieses Verfahren wurde zum System der Energiedichte (= Kilokalorie pro Gramm eines essbaren Lebensmittels) weiterentwickelt, um sättigende Mahlzeiten ohne zu viele Kalorien essen zu können. Dafür teilen die Ernährungsmediziner die Kalorien von Lebensmitteln beziehungsweise Mahlzeiten durch deren Gewicht in Gramm. Liegt dieser Wert unter 1,5, so ist das Gericht ideal zum Abnehmen. Daraus entstand eine Kalorientabelle, die mit Farben signalisiert, wovon man mehr beziehungsweise weniger essen sollte. Dass Gemüse dabei kalorienarm den Magen füllt, überrascht nicht wirklich. Das sieht beim Brot schon anders aus. Dieses Nahrungsmittel ist zu trocken, um ein günstiger Sattmacher zu sein. Kartoffeln sind da eindeutig besser. Da Gemüse und Obst zu 90 Prozent aus Wasser bestehen, sättigen sie. Sogar das Prinzip der Kohlsuppe basiert auf dieser Grundidee, jedoch enthält sie pur genossen zu wenig Eiweiß. Abgewandelt mit Sojabohnen oder ähnlichen Hülsenfrüchten sollte sie dann jedoch ideal sein (siehe Rezept „Gemüsesuppe à la Flemmer", S. 192).

Eine günstige Energiedichte haben nach dieser Methode beispielsweise Salat, Gemüse, Obst (Apfel, Kirsche, Mandarine, Banane), bei Fleisch Filet und gekochter Schinken, gegarte Kartoffeln, Reis, Pommes frites aus dem Backofen (siehe Rezept „Pommes frites", S. 194) und Nudeln. Auch Knäckebrot ist mit einer Energiedichte von 3,2 eher die ungünstige Variante. Hier muss man jedoch berücksichtigen, dass nur dünne, leichte Scheiben gegessen werden und dass dieses Brot sehr gut sättigt.

Bei den ganz hohen und somit extrem ungünstigen Energiedichtewerten finden sich Nuss-Nugat-Creme, geröstete Erdnüsse und Kartoffelchips. Selbstverständlich hat Butter den ungünstigsten Wert mit 8,0. Leider gehören auch Kalziumlieferanten wie der Hartkäse Gouda zu den Lebensmitteln, die man aufgrund ihrer Energiedichte nicht zu oft essen sollte. Magerjoghurt ist hier – zumindest während des Abspeckens – die eindeutig bessere Variante.

Schlafmangel ist übrigens ein Figurkiller. Der Grund: Nachts bildet sich das Hormon Leptin, das dem Körper Sättigung signalisiert. Das ist auch der Grund, warum wir in der Nacht keinen Hunger bekommen. Schläft man allerdings nicht ausreichend, produziert der Körper im Magen das Gegenhormon Ghrelin. Es sorgt im Gehirn für die Bildung von kleinen Eiweißmolekülen, die appetitanregende Wirkung haben.

Leptin wird von den Fettzellen des Körpers gebildet und an das Blut abgegeben. Im Gehirn unterdrückt es die Ausschüttung von appetitanregenden kleinen Eiweißmolekülen und regt die Bildung von appetitzügelnden Botenstoffen an. Dadurch vermit-

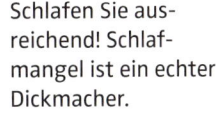

Je kürzer der Nachtschlaf, desto größer ist der Appetit tagsüber.

Schlafen Sie ausreichend! Schlafmangel ist ein echter Dickmacher.

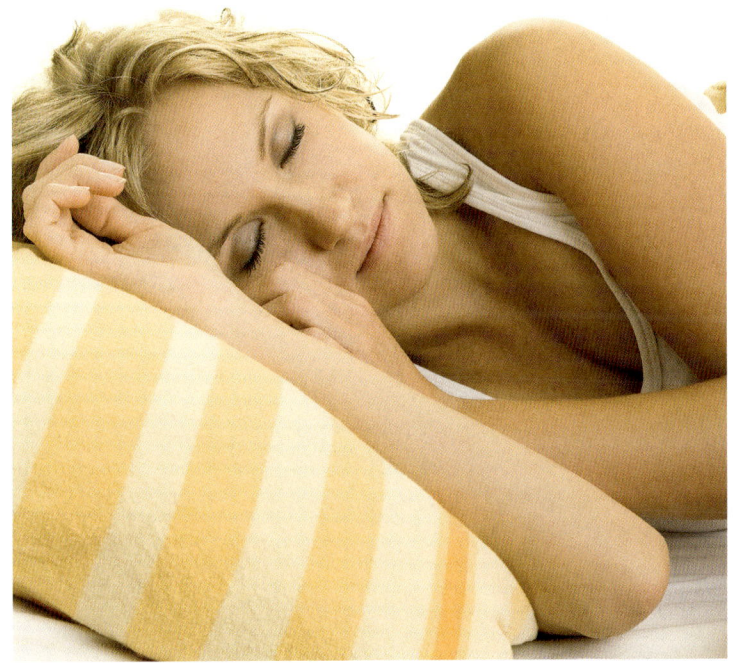

telt das Hormon ein Sättigungsgefühl. Je größer die Fettzellen sind, desto mehr davon wird produziert. Findet man hohe Leptinspiegel im Blut, ist davon auszugehen, dass der „Produzent" einen hohen prozentualen Körperfettanteil und ein hohes Körpergewicht besitzt. Der Grund, warum stark übergewichtige Menschen trotz hoher Konzentrationen nicht satt werden, ist oft eine Leptinresistenz – es fehlen entsprechende Rezeptoren, die das Signal umsetzen können.

Hungern verlängert scheinbar das Leben

Hungern – so unangenehm das ist – kann auch das Leben verlängern und Alterungsprozesse verlangsamen. Man sagt sogar, dass Hungerkünstler bis ins hohe Alter fit bleiben. Diabetes, Herzinfarkt, Schlaganfall, Krebs oder Demenz treten bei ihnen später oder gar nicht auf. Auch etwas körperliche Bewegung dient dazu, das Leben zu verlängern.

Prof. Richard Weindruck vom Regional Primate Research Center der University of Wisconsin in Madison studierte den Zusammenhang zwischen Kalorienbeschränkung und Altern in Langzeitversuchen mit Mäusen und an Rhesusaffen. An Mäusen zeigte er, dass bei weniger Futter die Lebenserwartung von 35 auf 55 Monate gesteigert werden konnte. Dabei bekamen die Tiere allerdings trotz weniger Nahrung ausreichend Vitamine und Mineralstoffe.

Bereits seit Ende der 1980er-Jahre laufen entsprechende Versuche mit Rhesusaffen. Da diese Tiere jedoch 30 Jahre alt werden können, sind die Untersuchungen noch nicht abgeschlossen. Interessant ist jedoch, dass ein Affe, der üppig zu essen bekommt, ein mattes, struppiges Fell, faltiges Gesicht, hängende Schultern, müde Augen und einen Hängebauch aufweist und aussieht wie ein Greis. Ein anderer Affe im gleichen Alter ist schlank und fit. Dieser Affe erhielt eine im Vergleich zum anderen Tier um 30 Prozent erniedrigte Kalorienzufuhr und blieb fit und agil. Die

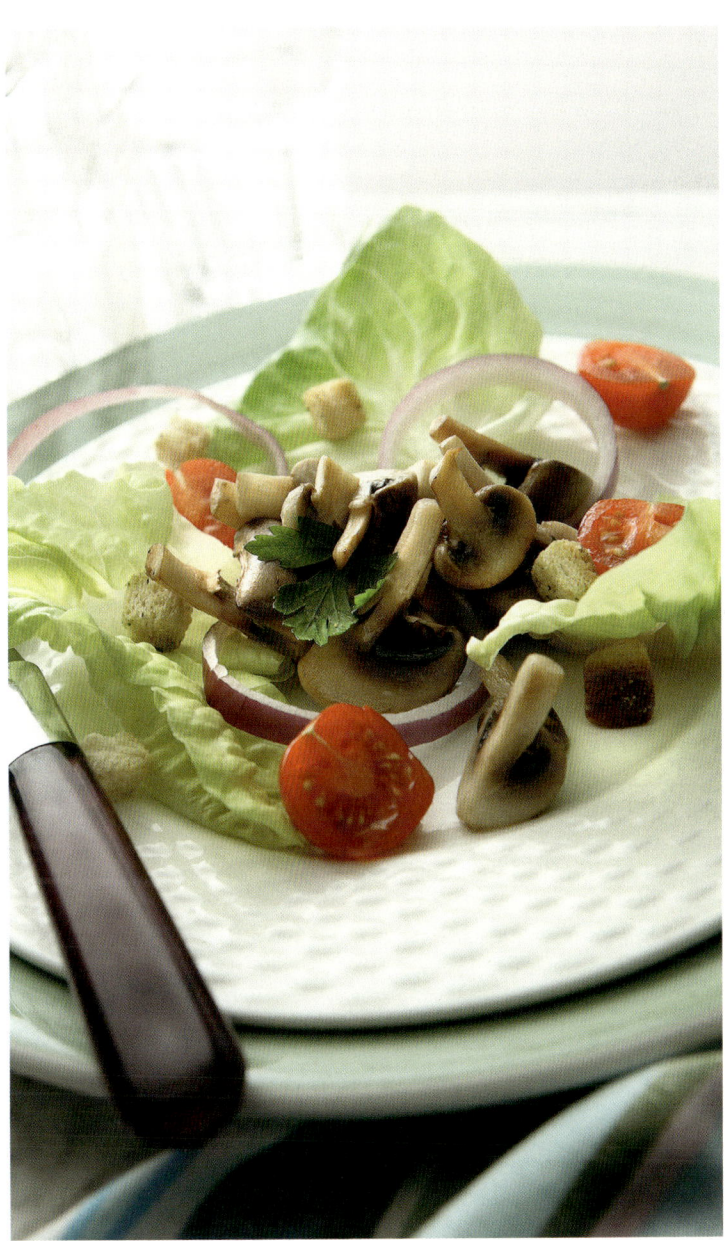

Studien belegen:
Wer wenige Kalorien
aufnimmt, wird älter.

Studie wird zeigen, ob das bei ihm auch eine längere Lebenserwartung bedeutet.

Es gibt aber noch eine andere Untersuchung – dieses Mal an 24 Menschen. Wissenschaftler der Louisiana State University setzten ihre Probanden auf Diät. Sie erhielten nur 75 bis 88 Prozent der Kalorien, die sie benötigen, um ihr Gewicht zu halten. Nach sechs Monaten hatten sie günstigere Insulinwerte und weniger Schäden im Erbgut.

Es scheint so, als würde jede Mahlzeit Radikale entstehen lassen, die die Geschwindigkeit der meisten Alterungsprozesse beschleunigen. Biochemisch gesehen entstehen – wenn die Energiezufuhr sinkt – Enzyme der sogenannten Sirtuin-Familie. Diese sollen die Gesundheit stärken, indirekt Entzündungen entgegenwirken und den Zelltod verzögern. Ein Gen schaltet die Produktion der Sirtuine nach einigen Stunden Nahrungsentzug an. Damit werden bestimmte Eiweißmoleküle aktiviert, die die Widerstandskraft der Zelle erhöhen.

Wer 30 Prozent weniger isst, lebt 30 bis 50 Prozent länger. Nach Meinung einiger Wissenschaftler wird man dann gesund, intelligent und glücklich älter – das muss aber keinen Verzicht auf Genuss bedeuten. So legt die Nouvelle Cuisine Wert auf hochwertige Nahrungsmittel wie Gemüse, Salate, aber auch auf Eier, Pilze, Fisch und Fleisch. Damit ist eine optimale Eiweißzufuhr gewährleistet. Gleichzeitig erhält man viele Vitamine und Mineralstoffe, die absolut erforderlich sind, damit die positive Wirkung eintreten kann.

Bewegung, Bewegung, Bewegung

Leider dämpft Bewegung nicht unbedingt den Hunger und hilft auch nicht direkt dabei, schnell viele Pfunde zu verlieren. Sport erhöht allerdings auf Dauer den Grundumsatz, sodass Sie mehr essen können, ohne gleich zuzunehmen. Um einen Schokoriegel mit 160 kcal wieder „loszuwerden", müssen Sie allerdings eine

! Wer Diät hält, bleibt gesund und fit.

! „Dinner-Cancelling", der Verzicht auf das Abendessen, soll beim gesunden Abnehmen helfen.

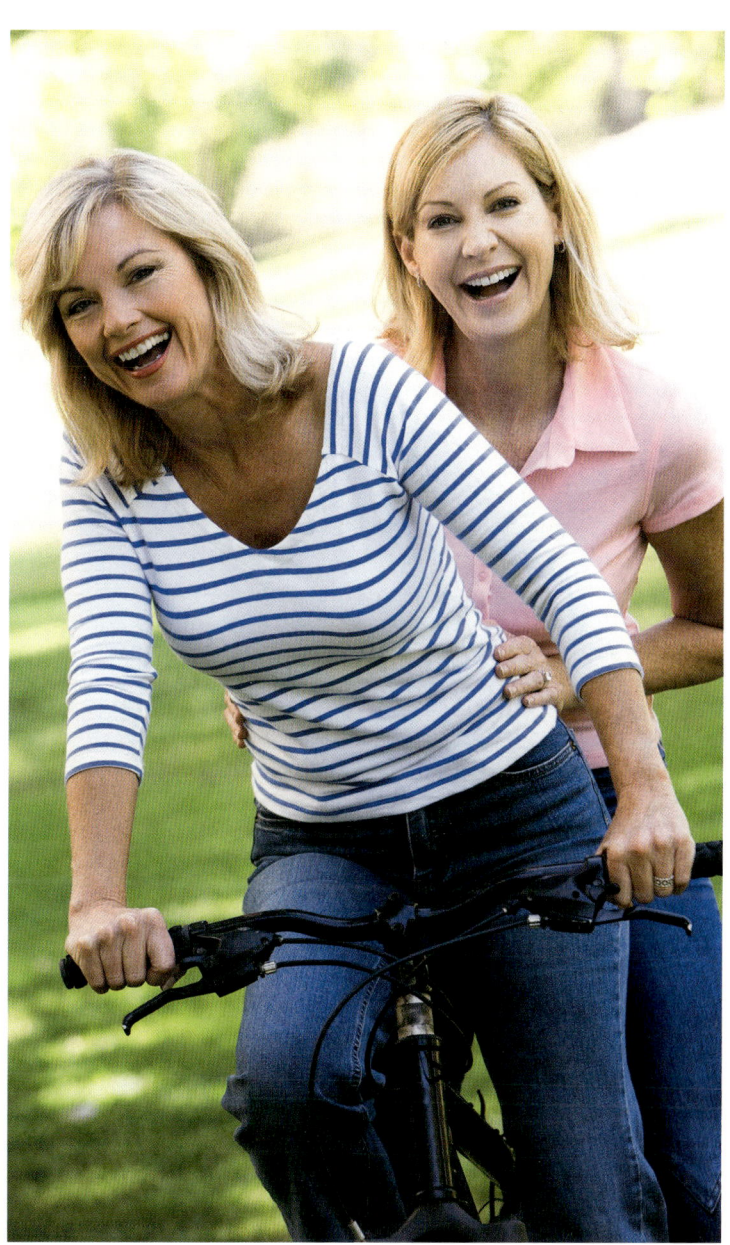

Wenn Sie regelmäßig Sport treiben, können Sie sich ein paar Extra-Kalorien gönnen.

> **!**
>
> Sport erhöht auf Dauer den Grundumsatz und verbessert Ihre Kondition.

halbe Stunde joggen oder schwimmen. Wenn Sie jeden Arbeitstag vier Treppen zum Büro zu Fuß gehen, statt diese mit dem Aufzug zu bewältigen, ergibt das über das Jahr 6000 kcal. Das entspricht fast einem Kilo Fettgewebe. Jede Bewegung hat mehr trainierte Muskulatur zur Folge, die mehr Kalorien verbraucht als Fettpölsterchen – selbst wenn Sie sich nicht bewegen. Am besten kommen Sie mehrmals in der Woche für eine halbe Stunde aus der Puste, dann haben Sie zusätzlich die Gelegenheit, Ärger und Stress abzubauen.

Suchen Sie sich einen Sport, der Ihnen Freude macht. Nur das, was Ihnen Spaß macht, werden Sie auf Dauer durchhalten. Dabei sind keine sportlichen Höchstleistungen gefragt, sondern das Gegenteil: Ausdauersportarten mit realistischem Schwierigkeitsgrad, bei denen die Dynamik im Vordergrund steht. Dazu gehören zum Beispiel kontrolliertes Gehen (Walking), Wandern, Radfahren, Schwimmen, Tennis, Gymnastik, Golf, Ballspiele, Joggen, Paddeln, Rudern sowie Skilanglauf und Reiten. Mäßige körperliche Aktivität kurbelt den gesamten Stoffwechsel an. Bewegung vereinfacht das Abnehmen und hilft den Jo-Jo-Effekt zu vermeiden. Negativer Stress wird abgebaut und die Fähigkeit der Zelle, Blutzucker aufzunehmen, erhöht sich, der Insulinbedarf sinkt – das kann Diabetes vorbeugen. Die Skelettmuskeln werden stärker durchblutet, Nerven und Muskeln arbeiten besser zusammen. Das verringert den Sauerstoffbedarf der Muskulatur und das wiederum bedeutet weniger Arbeit für das Herz.

> Suchen Sie sich einen Sport, der Ihnen Freude macht. Mäßige körperliche Aktivität kurbelt den gesamten Stoffwechsel an. Bewegung ist also keine Belastung, sondern eine Entlastung. Außerdem senkt sie – laut Stiftung Warentest – das Risiko für Herz-Kreislauf-Erkrankungen um bis zu 50 Prozent.

Vorsicht Dickmacher

Müsli eignet sich durch seinen hohen Getreideanteil und zusammen mit frischem Obst optimal für den Start in den Tag. Es liefert Ballaststoffe und hält lange satt. Leider enthalten viele Produkte Schokostückchen und Zuckerzusatz und damit unnötige Kalorien. Crunchys werden in Fett angeröstet, dementsprechend sind sie auch sehr kalorienreich.

Obwohl die Franzosen fettreiche Köstlichkeiten wie Croissants und cremigen Camembert sowie Rotwein lieben, ist nicht einmal jeder Zehnte zu dick. Ein Grund dafür ist mit Sicherheit die Portionsgröße: Franzosen essen weniger und brauchen dafür sogar noch mehr Zeit. Als man ihre Verzehrsgewohnheiten mit denjenigen anderer Länder verglich, fand man heraus, dass die Portionen in den USA 25 Prozent größer sind als die französischen. Das gilt sogar für Fastfood: Eine große Portion Pommes wiegt in Paris 135 g, in Philadelphia 200 g und bei uns rund 150 g. Sogar die Kochbücher der US-Amerikaner gehen von größeren Portionen aus.

> **!**
> Franzosen essen kleinere Portionen.

Eine Brotmahlzeit kann richtig dick machen: Brot, Butter und Aufschnitt haben eine hohe Energiedichte. Wenn Sie Vollkornbrot bevorzugen, haben Sie einen kalorienärmeren Magenfüller als Weißbrot. Eine Scheibe Vollkornbrot von 40 g und 35 g Salami ergeben zusammen 210 kcal.

Tipps und Tricks zum Abnehmen
Die erfolgreichsten Satthalter

- Bananen enthalten viele Ballaststoffe. Diese quellen und nehmen an Volumen zu, das macht satt.
- Der Satthalter in Nudeln ist Hartweizen. Durch seine fest gebundenen Kohlenhydrate steigt der Blutzucker nur langsam an und vor allem: Er sinkt erst nach 90 Minuten wieder ab.
- Fisch enthält viel sättigendes Eiweiß (ca. 20 Prozent). Gut sind hier Fische wie Seelachs oder Zander, sie sind fettarm.

- Eier füllen den Magen.
- Hafer enthält viele Ballaststoffe, zusätzlich senkt es nachweislich den Cholesterinspiegel. Am besten ist die Kombination Haferflocken mit Milch und Banane.
- Beim Abkühlen der Pellkartoffeln entsteht die sogenannte resistente Stärke. Ihr Zucker gelangt nur langsam ins Blut – man bleibt lange satt.
- Wasserreiche Lebensmittel helfen gegen den Hunger. Empfehlenswert sind zum Beispiel Suppen (nicht püriert!) und Gerichte mit wasserreichen Gemüsesorten wie Zucchini oder Möhren. Gut soll auch eine Kombination aus kohlehydratreichen Nahrungsmitteln und Gemüse sein, wie Nudelsalat mit Möhren und Zucchini oder Pellkartoffeln mit Salat und Kräuterquark (sättigt gut und enthält besonders hochwertiges Eiweiß).

Um erfolgreich abzunehmen, sollten Sie sich das Leben erleichtern, wann immer möglich. Dafür gibt es verschiedene Tipps und Tricks:

> **!**
>
> Es nützt nichts, zu hungern und Essensmengen einzusparen.

Wenn Sie der Meinung sind, nicht viel zu essen und trotzdem dicker zu werden, nehmen Sie sich die Zeit, ein Essensprotokoll anzulegen. Schreiben Sie minutiös alles auf, was Sie im Laufe des Tages zu sich nehmen – auch die kleinste Praline zwischendurch. Dann sehen Sie sich die Liste an und schreiben die ungefähre Kalorienzahl dazu. Sie werden staunen, wo Sie einsparen können. Nehmen Sie pro Tag nur 1500 statt 2000 kcal zu sich, so ergibt dies in zwei Wochen ein Minus von 7000 kcal, das entspricht etwa einem Kilogramm Fett!

Um abzunehmen, muss man Kalorien einsparen. Das heißt, möglichst kalorienarme Speisen zu sich nehmen, dann schreit der Körper auch nicht „Hunger!". Dies funktioniert mit Gemüse, magerem Fleisch, nicht allzu fettem Fisch, Kartoffeln und anderen Lebensmitteln mit geringer Energiedichte. Sie müssen nach

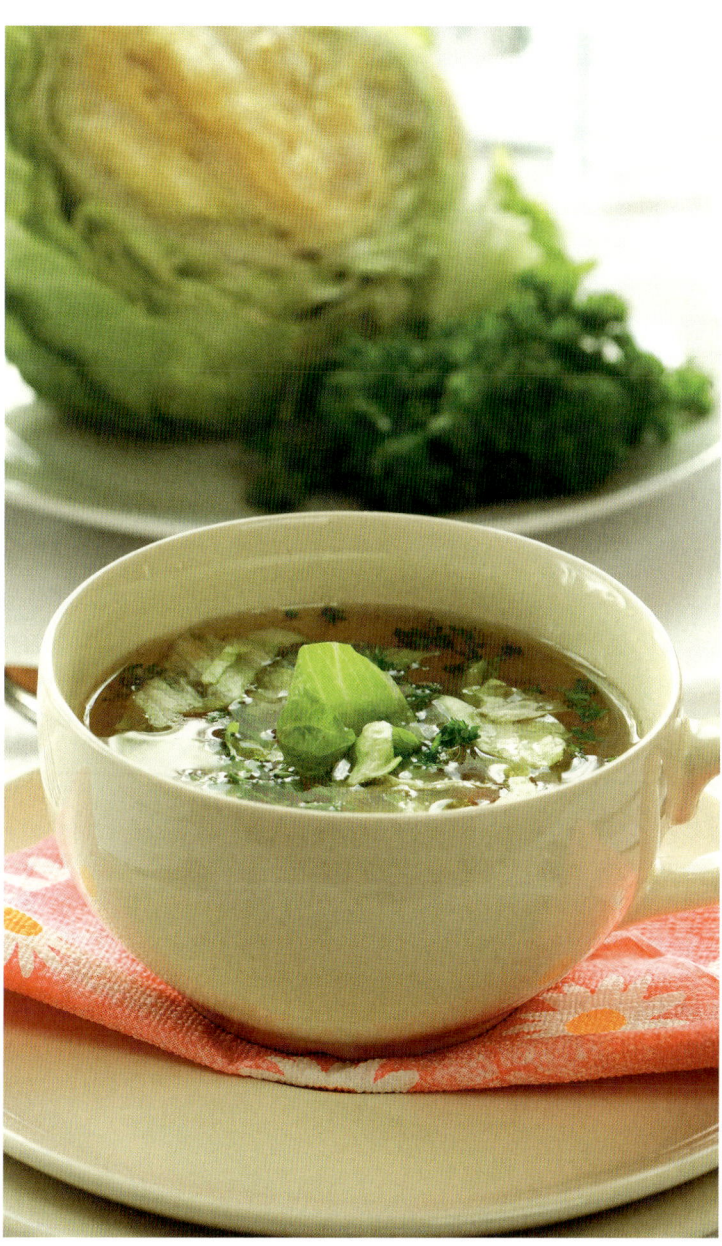

Ein Teller Suppe mit
Gemüsestückchen
vor der Hauptmahl-
zeit hilft, schneller
satt zu werden.

dem Essen satt sein, sonst bekommen Sie Heißhunger, dem Sie dann mit etwas kalorienreichem Süßen begegnen.

Es nützt Ihnen ebenfalls nichts, sich zu kasteien und auf geliebte Snacks wie Schokolade ganz zu verzichten – besser ist es, sich diese als gelegentlichen Genuss zu gönnen.

Essen Sie vollwertige Speisen. Nach Möglichkeit Vollkornbrot, Vollwertreis, Vollkornnudeln und Müsli – möglichst ohne Zucker oder Honig. Sie versorgen das Gehirn dadurch über einen langen Zeitraum gleichmäßig mit dem Brennstoff Traubenzucker. Dadurch bleibt der Blutzuckerspiegel stabil und Hungerattacken haben keine Chance. Produkte aus dem vollen Korn sättigen ebenfalls besonders gut. Das liegt an den Ballaststoffen, die im Magen-Darm-Trakt aufquellen und schnell und lang anhaltend satt machen. So essen Sie automatisch weniger, weil Sie nicht so schnell Hunger verspüren. Zusätzlich bringen Vollkornprodukte Ihren Darm so richtig in Schwung. Dadurch werden Sie sich leicht und unbelastet fühlen.

Trinken kann nur kurzzeitig über Hungergefühle hinweghelfen, denn Flüssigkeiten sättigen nicht. Ein halber Liter verlässt den Magen nach 20 Minuten wieder – der Magen ist nicht mehr gedehnt und das Getränk hinterlässt keinerlei Sättigungsgefühl, möglicherweise aber viele Kalorien. Das heißt: Trinken Sie nur ungezuckerte Tees oder (Mineral-)Wasser, Fruchtsäfte nur verdünnt beziehungsweise als Schorlen – denn Obstsäfte können durchaus 120 kcal pro Glas bringen.

Frisches Gemüse ist ideal: viele Ballaststoffe, viele lebensnotwendige Vitamine und Mineralstoffe, viel Volumen, wenig Kalorien. Das heißt: Ein Teller Suppe mit Gemüsestückchen oder ein Schüsselchen Salat vor der Hauptmahlzeit hilft, das Sättigungsgefühl zu bekommen, das im Endeffekt hilft, die Kalorienmenge zu begrenzen. Durch den Salat oder die Suppe ist Ihr Magen schon etwas gedehnt und Sie essen nicht so viel vom nachfolgenden Gericht. Den Salat sollten Sie mit fettarmen Milchprodukten wie

!

Trinken kann leider nur kurzzeitig über Hungergefühle hinweghelfen.

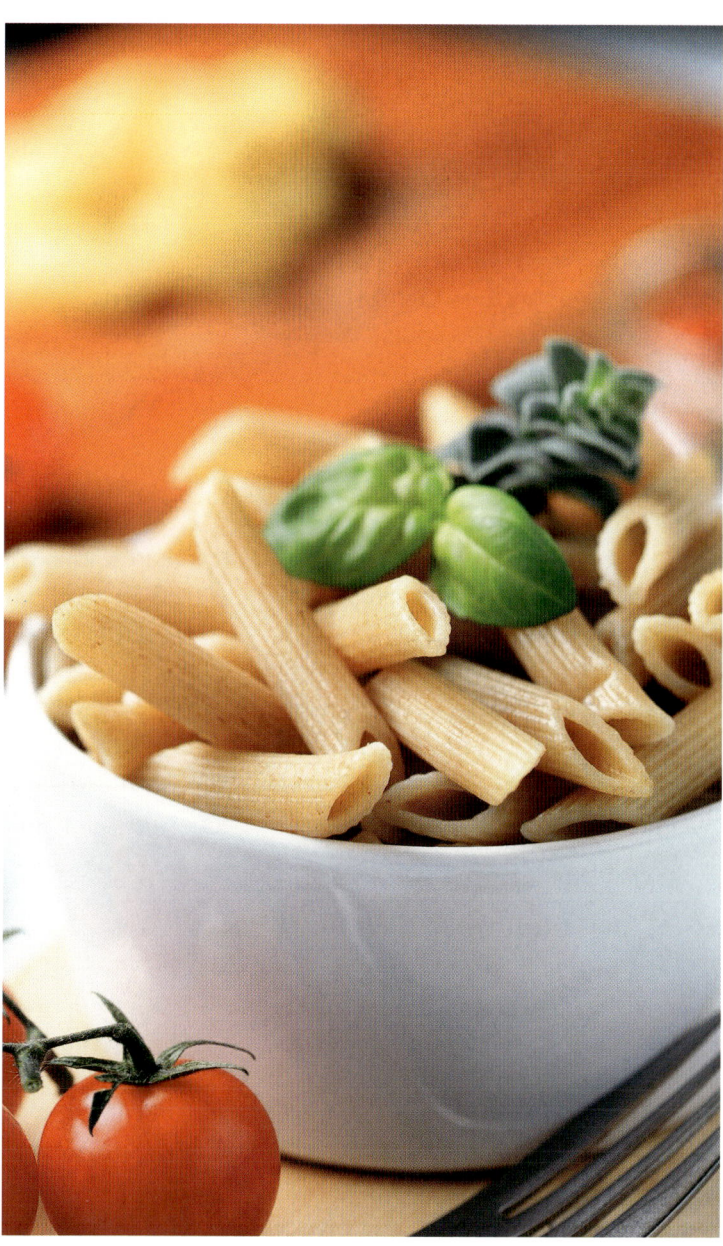

Vollkornnudeln machen lange satt und versorgen Ihr Gehirn lange mit Traubenzucker.

Joghurt oder Dickmilch zubereiten, auf keinen Fall mit Mayonnaise oder Crème fraîche.

!

Setzen Sie für sich ein gewisses Ziel fest: Mit 1–1,5 kg weniger darf ich wieder etwas Besonderes essen.

Wenn man anderen beim Essen zusehen muss, ist es besonders schwer – sei es nun in der Kantine oder zu Hause in der Familie, wenn der Partner etwas Leckeres heimbringt und man selbst nur zuschauen darf. Probiert man die „Leckerlies" dennoch, so hat man anschließend ein schlechtes Gewissen oder man ärgert sich, weil es doch nicht so gut war, wie man meinte. Ziehen Sie hier am besten die Notbremse. Oder schreiben Sie sich eine Liste, was Sie Besonderes essen wollen, wenn Sie eine bestimmte Kilozahl abgenommen haben. Dann ist es etwas leichter durchzuhalten.

Auch für Schokolade gilt: Teilen Sie sich am Wochenbeginn die Menge ein, die Sie im Laufe der folgenden Tage essen wollen – mehr gibt es dann aber auch nicht. Wollen Sie jeden Tag ein kleines Stück am Abend, so bereiten Sie sieben kleine Stückchen für die Woche vor.

Machen Sie sich eine Liste der Dinge, die Sie sehr gerne tun. Wenn dann der Appetit auf eine kalorienreiche Zwischenmahlzeit kommt, nehmen Sie sich vor, 20 Minuten zu warten – und dies mithilfe einer schönen Tätigkeit. Ist dann die Lust immer noch da, können Sie wohl nichts machen. Vielfach sind Sie bei einer schönen Tätigkeit jedoch so abgelenkt, dass Sie die Lust auf die Zwischenmahlzeit nach dieser Zeit vergessen haben. Generell hilft es, viele angenehme Ablenkungen zu haben, sei es ein geliebtes Hobby oder ein Telefonat mit einer Freundin.

Kaufen Sie sich kariertes Papier, teilen Sie die Seiten ein in einen grünen, gelben und roten Bereich und schreiben Sie in den letzten Bereich „Stopp", in die Mitte „Vorsicht" und dann vielleicht „Guten Appetit" oder „Pause", wenn Sie mehr Kilos abnehmen wollen. Wenn Sie Ihr Ziel oder eine Zwischenetappe erreicht haben: Belohnen Sie sich. Sei es, dass Sie sich ein neues Kleidungsstück kaufen, ins Kino gehen oder sich sonst irgendetwas genehmigen, was Sie sich schon lange oder immer wieder wünschen.

Die Portion, die Sie essen wollen, sollten Sie in der Küche auf den Teller geben – nicht mehr. Wenn Sie die Töpfe mit den Speisen auf den Tisch stellen, greifen Sie eher zu. Das ersparen Sie sich meistens, wenn Sie für eine zweite Portion nochmals in die Küche gehen müssen.

Lagern Sie verführerische Lebensmittel wie Schokolade nicht auf dem Schreibtisch, daneben oder im Wohnzimmer. Legen Sie sie besser weiter entfernt, zum Beispiel in den Aktenschrank im Arbeitszimmer oder in den Kühlschrank, sodass Sie eine längere Wegstrecke dafür zurücklegen müssen.

Wenn Sie große Teller und ebensolche Servierlöffel verwenden, geraten Sie leicht in die Kalorienfalle, denn Sie häufen sich regelmäßig Ihren Teller voll. Daher verwenden Sie besser kleine Teller und kleine Servierlöffel.

Sitzt jemand neben Ihnen, der schnell isst, so wirkt sich das negativ für Sie aus: Je schneller Ihr Nachbar isst, desto schneller und dadurch mehr werden auch Sie essen. Wenn Ihnen das bewusst ist, können Sie dieses Verhalten steuern. Besser ist es jedoch, sich neben einen Langsamesser zu setzen.

Wenn Sie beim Fernsehen oder auch Radiohören gern essen, sollten die Snacks sehr genau überlegt sein. Hier eignen sich zum Beispiel vorbereitete Möhren (in schmale Streifen geschnitten). Besser ist es jedoch, beim Fernsehen gar nicht zu essen, sondern sich auf die Speisen zu konzentrieren, die man zu sich nimmt.

Einige Kekse, etwas Cola oder zwei Scheiben Brot mehr oder weniger sind doch nicht so schlimm – denken Sie vielleicht. Es ist nicht viel, aber man empfindet auch keinen Hunger, wenn man es sein lässt. Der amerikanische Ernährungswissenschaftler Brian Wansink nennt das den „unbewussten Spielraum", denn die Essentscheidung erfolgt meistens unbewusst. Aber zwei Kekse enthalten bis zu 120 kcal! Wenn Sie jeden Tag nachgeben, summiert

> **!**
> Die Portion, die Sie essen wollen, sollten Sie in der Küche auf den Teller geben.

> **!**
> Jeden Tag 120 kcal zuviel bedeuten nach einem Jahr fünf Kilo mehr.

sich das in einem Jahr auf 36.500 kcal. Das bedeutet dann fünf Kilo mehr! Doch diesen unbewussten Spielraum können Sie auch dazu nutzen, Kalorien zu vermeiden. Wenn Sie nur einige der Appetitfallen umgehen, ersparen Sie sich die damit verbundenen Kalorien, ohne dass Sie das Gefühl haben, auf etwas verzichten zu müssen. Es reicht, wenn Sie für sich drei Gefahrenzonen identifizieren, in denen Sie oft schwach werden. Diese sollten Sie dann möglichst meiden.

Lebensmittel mit hoher Energiedichte (zum Beispiel Butter, geröstete Erdnüsse, Nugat-Creme, Kekse, Frucht- und Müsliriegel, Vollmilchschokolade, Hartkäse mit 45 Prozent Fett) sättigen nicht und führen allenfalls dazu, Hüftgold anzusetzen. Essen Sie am besten so viel wie möglich Nahrungsmittel mit geringer Energiedichte.

Bewusstes Essen hilft, weniger zu essen. Das, was Sie essen, sollten Sie wirklich genießen und nicht in sich hineinschlingen. Das macht Spaß und fördert das Sättigungsempfinden.

Die Wirkstoffe der Birnen sollen entwässernd wirken und die Verdauung anregen.

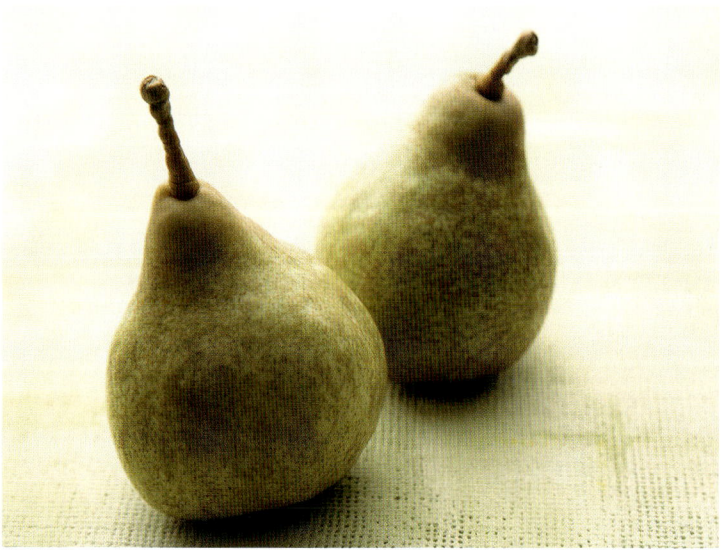

Wenn Sie Gemüse, statt es in viel Fett anzubraten, kurz mit wenig Wasser und wenig Fett garen, ist viel gewonnen, denn dadurch erhalten Sie den natürlichen Geschmack der Speisen und schonen die Nährstoffe.

Zum Binden von Suppen und Soßen wird gern Mehl und Fett verwendet. Die beste Alternative ist etwas püriertes Gemüse oder Pellkartoffeln. Sahne oder Crème fraîche helfen nicht beim Abnehmen.

Die Wirkstoffe der Birnen sollen entwässernd wirken und die Verdauung anregen. Außerdem haben sie von allen Obstsorten den niedrigsten glykämischen Index. Das bedeutet, dass der Blutzuckerspiegel nicht in die Höhe schnellt und der Körper wenig Insulin zur Verdauung benötigt.

Brot können Sie auch mit fettarmem Schinken, Tomaten-, Gurken- oder Paprikascheiben, Sprossen oder Salatblättern belegen. Das schmeckt frisch und sieht zudem appetitlich aus.

!

Brot können Sie fettarm belegen.

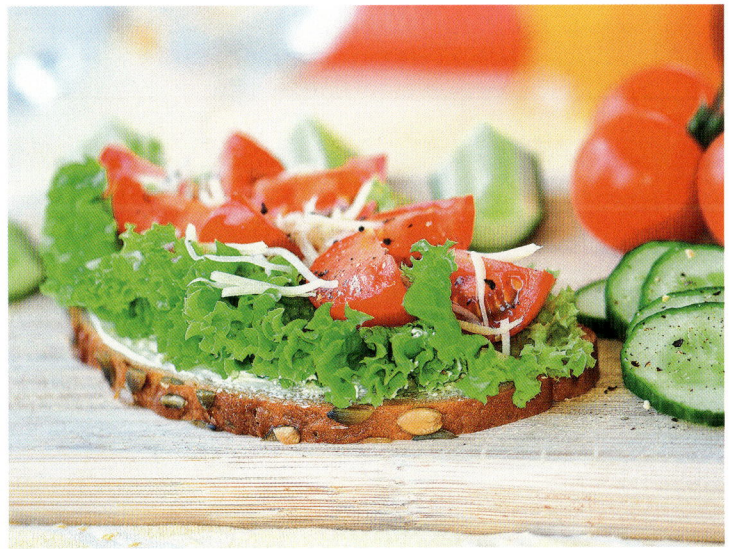

Es muss nicht immer Wurst sein. Versuchen Sie einmal einen kalorienarmen Brotbelag.

Bevorzugen Sie fettarme Milchprodukte: Joghurt, Kefir und Buttermilch anstelle von Crème fraîche, Sauerrahm, statt fettreicher Käsesorten deftigen Harzer oder körnigen Frischkäse.

Verwenden Sie zum Würzen lieber Kräuter als Salz, denn Salz bindet Wasser. Kräuter geben den Speisen nicht nur Geschmack und ein spezielles Aroma, sie regen auch die Bildung von Verdauungssäften an und tragen mit zur Vitamin- und Mineralstoffversorgung bei.

Gehen Sie niemals hungrig einkaufen. Am besten machen Sie sich vorher einen Einkaufszettel und kaufen auch nur das ein, was auf dem Zettel steht.

Im Vergleich zu Reis und Nudeln sättigen Pellkartoffeln bei der kleinsten Kalorienmenge.

Ein kalorienreiches Frühstück wird im Laufe des Tages nicht durch kalorienärmeres Essen ausgeglichen. Da der Kaloriengehalt nicht die Nahrungsaufnahme bestimmt, ist ein kalorienarmes Frühstück besser für die Figur.

Wechseljahre und die Veränderungen für den Körper

Frauen über 50 können heute schön und schlank, jung und dynamisch zugleich sein. Dafür gibt es berühmte Beispiele: Hillary Clinton, Meryl Streep und Madonna. Dennoch: Im durchschnittlichen Alter zwischen Mitte 40 und Mitte 50 geht im Körper einer Frau jener Vorrat an Eizellen zur Neige, der schon im weiblichen Säugling angelegt war. Dieser Zeitpunkt lässt sich auch nicht beeinflussen, weder durch Hormone noch durch eine gesunde Lebensweise, er ist eines Tages einfach da. Damit sinkt auch mehr oder weniger kontinuierlich die Hormonproduktion. Die Frau ist in den Wechseljahren oder im sogenannten Klimakterium (aus dem Griechischen „klimaktér" = „Stufenleiter, kritischer Zeit-

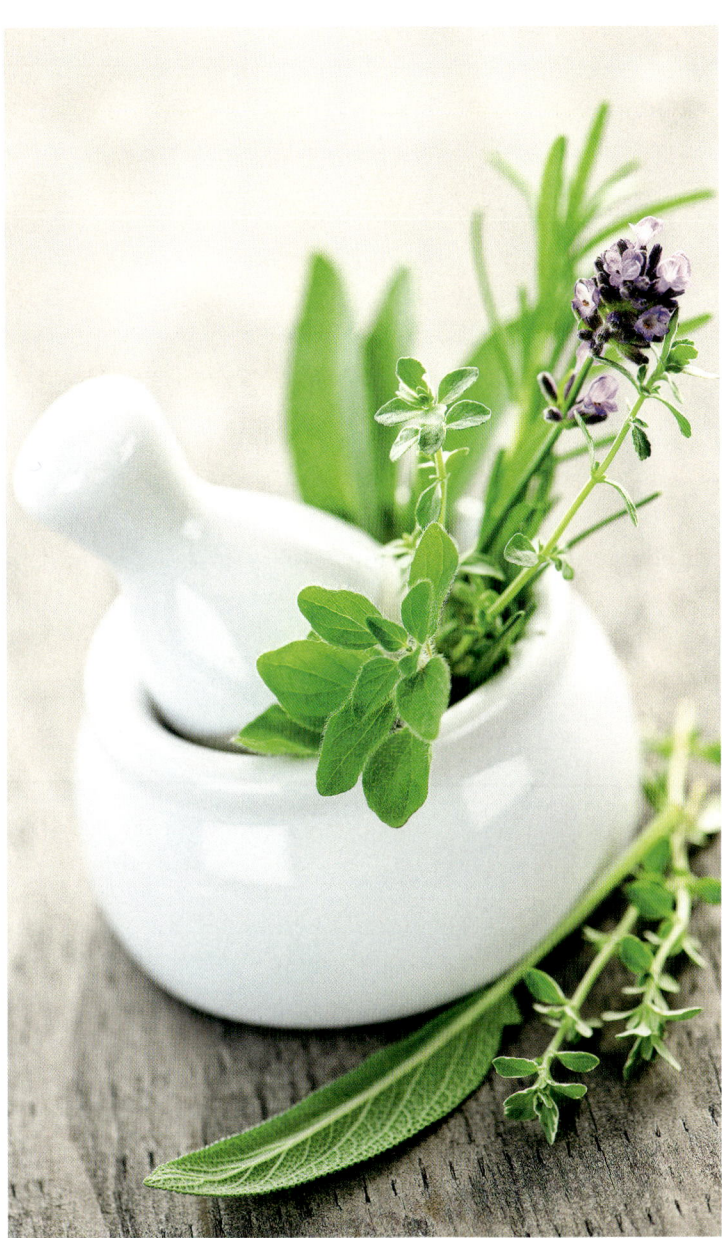

Massagen mit
Lavendelöl können
die Wechseljahr-
beschwerden lindern.

!

Das Klimakterium ist wie die Pubertät ein natürlicher Lebensabschnitt und keine Krankheit.

punkt im Leben"). Er bezeichnet bei der Frau die Jahre der hormonellen Umstellung, die am Ende der fruchtbaren Phase steht. Solange während des Klimakteriums keine starken Beschwerden durch die hormonelle Umstellung auftreten, benötigen die Frauen auch keine Behandlung.

Typische Wechseljahresbeschwerden können sein: Hitzewallungen, Schwindel, vermehrte Ermüdbarkeit, Antriebslosigkeit, Libidomangel, Reizbarkeit, Aggressivität, Nervosität, Stimmungsschwankungen bis hin zu Depressionen, Verminderung des Selbstwertgefühls, Gedächtnisstörungen und Konzentrationsschwäche, Harninkontinenz, Harnröhren- und Blasenentzündungen, Verstopfung und Durchfall, trockene Haut und Schleimhäute, Herzbeschwerden, Gewichtszunahme, Gelenk- und Muskelschmerzen, Haarausfall am Kopf und verstärkter Haarwuchs im Gesicht, verlängerte Menstruation (bis zu vier Wochen).

Mit 58 Jahren haben die meisten Frauen die Wechseljahre überstanden. Dies ist jedoch individuell sehr unterschiedlich. Werden die Eierstöcke operativ entfernt, beginnen die Wechseljahre sofort.

Anfänglich führen die Wechseljahre häufig zu Schwankungen im Menstruationszyklus: Die Blutungen werden stärker oder schwächer, die Abstände dazwischen kleiner oder größer, es kann einige Monate dauern, bis die nächste Monatsregel kommt. Schließlich hören die Blutungen ganz auf. Damit ist die Frau nicht mehr fruchtbar. Weil die hormonelle Umstellung allmählich eintritt, bemerken viele Frauen anfangs nichts oder wenig davon. Der Beginn der Wechseljahre lässt sich deshalb meist nur rückwirkend feststellen. Sogar die letzte Monatsblutung lässt sich nur im Nachhinein erkennen. Ärzte sprechen erst dann von einer Menopause, wenn zwölf aufeinanderfolgende Monate die Blutung ganz ausgeblieben ist. Das durchschnittliche Alter der Menopause liegt bei 52 Jahren. Die Phase der Umstellung wird sehr

!

Das durchschnittliche Alter bei der Menopause liegt bei 52 Jahren.

unterschiedlich empfunden. Einige sehen darin eine Befreiung, spüren eine Aufbruchstimmung. Andere sind niedergeschlagen und fühlen sich alt.

Seitens der Hormone ändert sich Folgendes: Das Östrogen, das in den Eierstöcken gebildet wird und den Menstruationszyklus regelt, nimmt ab. Der Vorrat an Eizellen in den Eierstöcken geht zu Ende und das hormonproduzierende Gewebe verkümmert langsam. Aber auch das follikelstimulierende Hormon (FSH) ist betroffen. Durch einen Regelkreis halten sich die beiden Hormone normalerweise gegenseitig „in Schach". Da die Eierstöcke nun aber immer weniger Hormone produzieren, geht der Östrogenspiegel zurück und das FSH dominiert. Dieses Ungleichgewicht kann die bekannten Beschwerden der Umstellungszeit hervorrufen, die man unter dem Begriff „klimakterisches Syndrom" zusammenfasst. Ein Drittel der Frauen bleibt völlig frei davon, manche haben jedoch so starke Beschwerden, dass sie behandelt werden müssen. Die bekannte Schauspielerin und Ärztin Marianne Koch formuliert das so: „Wie die Wechseljahre erlebt werden, hängt im Übrigen sehr stark davon ab, in welcher seelischen Verfassung und in welcher sozialen Situation sich eine Frau dabei befindet. Man kann das vielleicht mit der Wirkung des Föhns, des warmen Bergwinds, vergleichen, der über die Alpen streicht: Traurige macht er noch trauriger, Heitere stimmt er euphorisch, Einsame lässt er verzweifeln, und Menschen, die sich geliebt fühlen, die im positiven Sinne gelöst und mit ihrem Leben zufrieden sind, spüren ihn kaum."

Etwa die Hälfte der Frauen sind von Hitzewallungen und Schweißausbrüchen betroffen: Die Hautgefäße nehmen an Volumen zu und enthalten so an diesen Stellen mehr Blut. Die Frauen spüren einen heftigen Wärmeschub. Dieser geht meist von Brust, Nacken und Gesicht aus und verteilt sich dann über den gesamten Körper. Währenddessen kann sich die Haut röten, die erhöhte Hauttemperatur ein starkes Schwitzen auslösen. Viele Frauen

> **!**
>
> Ein Drittel der Frauen hat keine, manche jedoch so starke Beschwerden, dass sie behandelt werden müssen.

verspüren dabei Herzklopfen – eine natürliche Reaktion des Kreislaufs.

Hitzewallungen dauern in der Regel drei Minuten, in Ausnahmefällen jedoch bis zu einer Stunde. Meistens verursachen sie nur geringe Beschwerden. Manche Frauen sind aber so stark beeinträchtigt, dass sie nicht arbeiten können. In der Nacht stören die Wallungen und der Schweiß den Schlaf und belasten dadurch Körper sowie Psyche.

Am Anfang der Wechseljahre sind die Störungen am häufigsten, danach nehmen sie langsam wieder ab. Nach ein oder zwei Jahren verschwinden sie in der Regel.

Hilfe aus der Natur

Zur Linderung von Beschwerden wie Hitzewallungen genügt es oft, Pflanzenpräparate wie Traubensilberkerze oder Mönchspfeffer einzunehmen. Wissenschaftliche Studien dazu fehlen jedoch.

Die Traubensilberkerze soll über die pflanzlichen Östrogene wirken, die sie enthält. Sie soll auf Knochen, Herz, Psyche, Scheide und Harnblase östrogenartige Effekte ausüben, jedoch nicht auf Brust- und Gebärmuttergewebe. Dort können Östrogene zu Krebs führen. Extrakte der Pflanze wirken vor allem in der Anfangsphase des Klimakteriums, wenn Hitzewallungen und Schwitzen vorherrschen.

Extrakte des Mönchspfeffers sollen bei Wassereinlagerungen im Gewebe helfen sowie bei Spannungen in der Brust. Beruhigende Medikamente wie Baldrian fördern nachts den Schlaf. Gegen Schweißausbrüche soll Salbei helfen.

Die meisten Pflanzenextrakte wirken frühestens nach zwei Wochen, daher darf man nicht ungeduldig werden und Soforthilfe erwarten. Auch regelmäßige körperliche Aktivität oder Entspannungstechniken wie Yoga sind zu empfehlen. Eine gesunde Vollwerternährung, die nicht zu starken Blutzuckerschwankungen führt, soll Hitzewallungen angeblich sogar verhindern können.

> **!**
> Die vollständige Wirkung von Pflanzenextrakten tritt oft erst nach einigen Wochen ein.

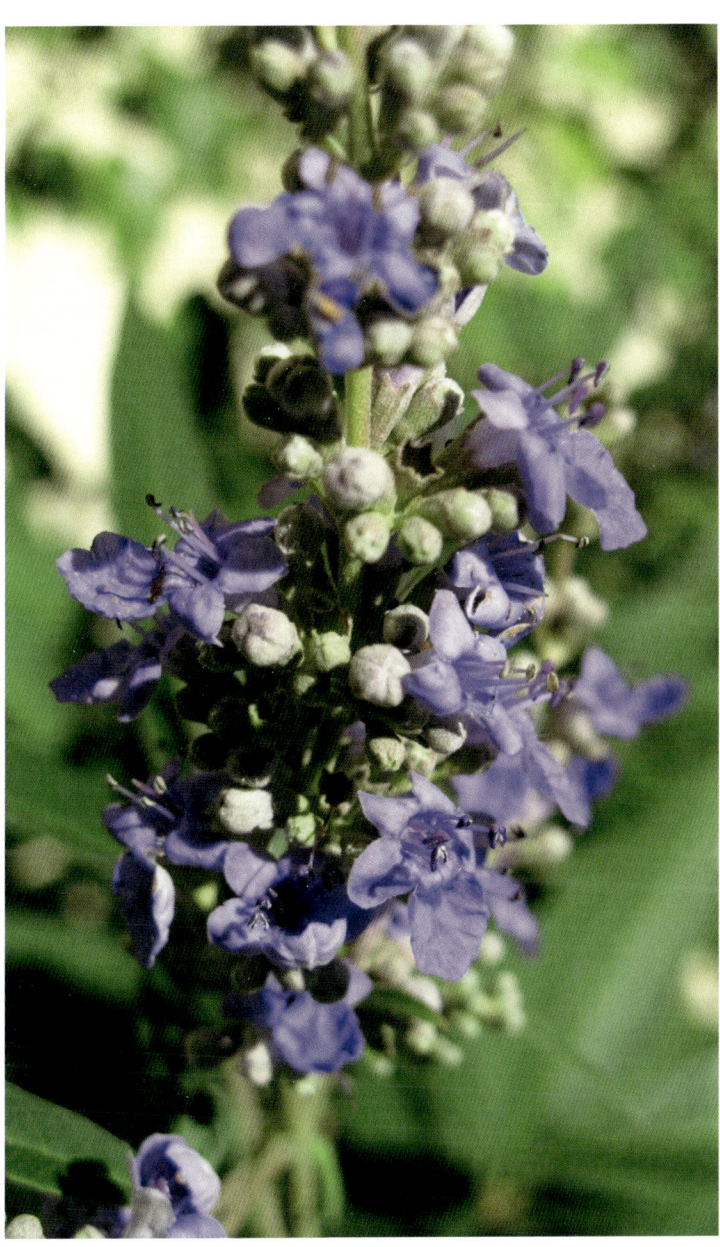

Mönchspfeffer hilft
bei Wassereinlage-
rungen sowie bei
Spannungen in der
Brust.

Das Pulver der mexikanischen wilden Yamswurzel wird bei den indianischen Völkern in Nord-, Mittel- und Südamerika zum einen als Verhütungsmittel eingesetzt, zum anderen gilt es auch als Heil- und Verjüngungspflanze. So sagt man, dass die Frauen von Naturvölkern, die das Pulver einnehmen, regelrecht aufblühen, ihren Körper und sein Hormongleichgewicht harmonisieren sowie sichtbar jünger werden. Sogar die Männer der Indigenen schätzen den wilden Yams als Verjüngungsmittel – in geringer Dosierung. Von Nebenwirkungen ist dort keine Rede.

Es gibt verschiedene Arten der wilden Yamswurzel mit unterschiedlichem Diosgeningehalt. Die Mexican Wild Yam soll sich von allen Yamswurzeln am besten zur Empfängnisverhütung eignen. Sie weist zwar von allen den geringsten Diosgeningehalt auf, ist jedoch dennoch am wirkungsvollsten. Sie wirkt darüber hinaus krampflösend bei Koliken, entzündungshemmend, lindernd bei rheumatischen Schmerzzuständen, schweißtreibend, harn- und galletreibend und ist mit leberschützenden Substanzen ausgestattet.

Aber auch die Beschwerden der Wechseljahre soll die „Wunderpflanze" lindern. So hat die Wild-Yam-Wurzel zum Beispiel eine stark knochenverdichtende Wirkung.

Für eine Studie wurden 100 Patientinnen in den Wechseljahren untersucht. Sie wendeten über einen Zeitraum von drei Jahren ausschließlich eine Creme aus natürlichem Mexican Wild Yam an. Erschwerend kam hinzu, dass sich ein Großteil dieser Frauen bereits in verschieden stark ausgeprägten Osteoporosestadien befand. Das Ergebnis: Die Patientinnen hatten keine Schmerzen mehr, und es trat kein einziger Knochenbruch mehr auf. Die Knochendichte konnte bei der Mehrzahl der Frauen nicht nur erhalten, sondern in vielen Fällen sogar dramatisch gesteigert werden – um bis zu 25 Prozent. Diejenigen Frauen mit der niedrigsten Knochendichte hatten die höchste Zunahme daran, und das alles ohne jegliche schädlichen Nebenwirkungen!

!

Mexican Wild Yam hilft in den Wechseljahren.

Die Angst vor „dem Wechsel" haben Pharmaindustrie und einige Gynäkologen jahrzehntelang geschürt. Seit den 1960er-Jahren bekam das Klimakterium den Krankheitsstempel aufgedrückt: Hitzewallungen, Depressionen oder Heulkrämpfe wurden allein mit einem Mangel an Hormonen erklärt. „Die Frau jenseits der Gebärfähigkeit", erklärten Experten der Deutsche Menopause Gesellschaft immer wieder, sei „biologisch nicht vorgesehen" und könne deshalb „nur mithilfe pharmazeutischer Produkte halbwegs gesund bleiben."

Besonders Frauen, die sich vor optischen Veränderungen wie Falten und Figurveränderungen fürchteten, waren empfänglich für die Versprechungen der großen Pharmakonzerne. Diejenigen, die tatsächlich unter Depressionen oder Hitzewallungen litten, reagierten zwar verhaltener, dennoch bescherte dies den Ärzten einen steten Zustrom an Patientinnen und der Industrie satte Umsätze. Inzwischen ist die Hormontherapie jedoch mehr als umstritten und ihre Risiken haben sich herumgesprochen.

Die Wechseljahre bringen nicht nur Nachteile und Beschwerden mit sich. Sie hat auch viele Vorteile: Studien zeigten, dass in puncto Sexualität die Lust der Frauen über 50 durchaus nicht nachlässt – insbesondere dann, wenn sie eine neue Partnerschaft beginnen. Verhütung ist in der Regel kein Thema mehr, ebenso wenig Regelbeschwerden und Stimmungsschwankungen alle vier Wochen.

!

Die Wechseljahre bringen auch Positives mit sich: Keine Verhütung mehr, keine Regelbeschwerden.

So manches Problem kann man auf natürliche Art und Weise beheben, denn aufhalten lässt sich die Zeit leider nicht. Ohne Vorbeugung und Reaktion auf die natürlichen Gegebenheiten wird das positive Lebensgefühl nicht bleiben.

Wechseljahre bei Männern

Ursprünglich glaubte man, dass es Wechseljahre bei Männern nicht gibt. Aber auch sie leiden ab 50 Jahren unter Einschränkungen ihrer hormonellen Power und ihrer Spermienproduktion. Tatsächlich ist der Körper eines Mannes ebenso anfällig und von Krankheiten und Schwächen bedroht wie der einer Frau – was nicht zuletzt an der geringeren Lebenserwartung abzulesen ist. Allerdings: Männer tun in der Regel insgesamt auch weniger für ihre Gesundheit.

> **!**
> Der Körper eines Mannes ist ebenso anfällig wie der einer Frau.

Selbstverständlich erhalten Männer nicht die deutlichen Signale des Klimakteriums wie Frauen. Forschungen beweisen jedoch, dass die Produktion männlicher Geschlechtshormone – die Androgene, zu denen beispielsweise Testosteron gehört – nachlässt und Alterserscheinungen verursachen kann. Hierzu zählen Muskelschwund, Müdigkeit, Depressionen, Nachlassen der Konzentration oder Potenzprobleme. Doch auch hier befürchtet man bei Gabe von Ersatzhormonen ein erhöhtes Krebsrisiko, zum Beispiel Prostatakrebs bei Testosterongabe.

Anstelle von Hormonen gibt es hervorragende Anti-Aging-Methoden für Männer, die die Hormonproduktion ganz natürlich ankurbeln und deren Wirksamkeit wissenschaftlich nachgewiesen ist: Es gilt, den Blutdruck zu normalisieren, sich viel zu bewegen, vitaminreich zu ernähren, das Cholesterin niedrig zu halten und nicht zu rauchen!

Wichtige Regeln für eine gesunde Ernährung ab 40

Auf die richtige Wahl der Lebensmittel kommt es an

Sie haben nun viel darüber erfahren, welche Lebensmittelinhaltsstoffe Krankheiten vorbeugen und welche Mangelsubstanzen es gibt. Im Folgenden lesen Sie, welche Lebensmittel besonders gesund sind – dabei darf der Geschmack natürlich nicht zu kurz kommen. Wie gut, dass wir im Schlaraffenland leben: Die Auswahl an köstlichen Lebensmitteln ist riesig. Wäre doch gelacht, wenn unter den gesunden Lebensmitteln nichts Leckeres für Sie dabei wäre!

> **!** Essen, das nicht schmeckt, bringt auf Dauer keinen positiven Effekt.

Wichtig ist, dass es sich um frische Lebensmittel handelt. Ältere, schon etwas angegammelte Lebensmittel sind nicht mehr gesund. Die Frische ist wichtig, da beispielsweise Vitamin C sehr schnell Sauerstoff anlagert und damit inaktiv wird. Das gilt zwar nicht für alle, aber viele Vitamine. Auch zahlreiche B-Vitamine verlieren rasch an Wirkung.

Zwar wird der Kalorienbedarf mit zunehmendem Alter niedriger, das gilt jedoch nicht für Nährstoffe wie Vitamine, Mineralstoffe, sekundäre Pflanzenstoffe etc. Das bedeutet im Umkehrschluss: Der Nährstoffgehalt muss steigen, die Kalorienmenge abnehmen. Wichtig ist, dass Sie Kohlenhydrate, Eiweiß und wenig, aber wertvolles Fett zu sich nehmen, vor allem Lebensmittel, die viele antioxidative Wirkstoffe enthalten, also die schädlichen freien Radikale abfangen können. Dazu gehören Lebensmittel mit vielen sekundären Pflanzenstoffen.

Frisches Obst

Eine Banane ist „Fast Food" im wahrsten Sinne des Wortes: Noch schneller können Sie wohl kaum Ballaststoffe und andere wertvolle Pflanzenstoffe zuführen. Eine Banane oder drei bis vier

!

Obst hat sehr wenig Kalorien und schmeckt gut.

!

Dosenfrüchte sind besser als gar kein Obst.

Aprikosen (auch getrocknete) pro Tag enthalten die Kaliummenge, die ausreicht, um das Risiko, an einem Schlaganfall zu sterben, um etwa 40 Prozent zu senken.

Neben den wertvollen Inhaltsstoffen hat Obst (wie Beeren) sehr wenig Kalorien und schmeckt dabei noch gut. Wertvolle sekundäre Pflanzenstoffe stecken beispielsweise in Form der Anthozyane in blauen, violetten und roten Beeren. Sie beugen Ablagerungen in unseren Gefäßen vor. Äpfel enthalten wertvolle Ballaststoffe.

Dosenfrüchte sind immer noch besser als gar kein Obst. Ihr Vitamingehalt ist zwar in der Regel reduziert, Ballast- und Mineralstoffe sind aber noch enthalten. Auch manche sekundären Pflanzenstoffe sind noch aktiv. Im Gefrierregal finden Sie oft auch gefrorene Beeren oder anderes Obst – auch gemischt. Das wäre eine gute Alternative, wenn Sie nicht so oft die Möglichkeit haben, einkaufen zu gehen. Aber hier heißt es aufgepasst! Viele Hersteller zuckern die Mischungen oder geben Zusatzstoffe (zu erkennen an den E-Nummern in der Zutatenliste) hinzu.

Säfte und Smoothies sind kein dauerhafter Obstersatz. Die Stiftung Warentest meint dazu: „Beides sättigt kaum. Und da meist die Schale fehlt, fehlen wichtige Inhaltsstoffe, die gleich darunter sitzen." Die weißen Schalenteile und Segmenthäutchen in Orangen sind nicht nur krebsvorbeugend, sie verstärken die Wirkung von Vitamin C um ein Vielfaches! Der Nachteil: Sie schmecken nicht besonders, um nicht zu sagen gar nicht. Ein Kompromiss ist, sie nicht allzu gründlich entfernen.

Gemüse

„Grünzeug ist Gesundheit pur: Es sättigt kalorienarm und strotzt nur so vor potenten Inhaltsstoffen", so die Stiftung Warentest. Zahlreiche sekundäre und andere gesundheitsfördernde Wirkstoffe findet man darin. Die empfohlene Menge von etwa 400 g täglich erhalten Sie bereits, wenn Sie mittags eine Portion von

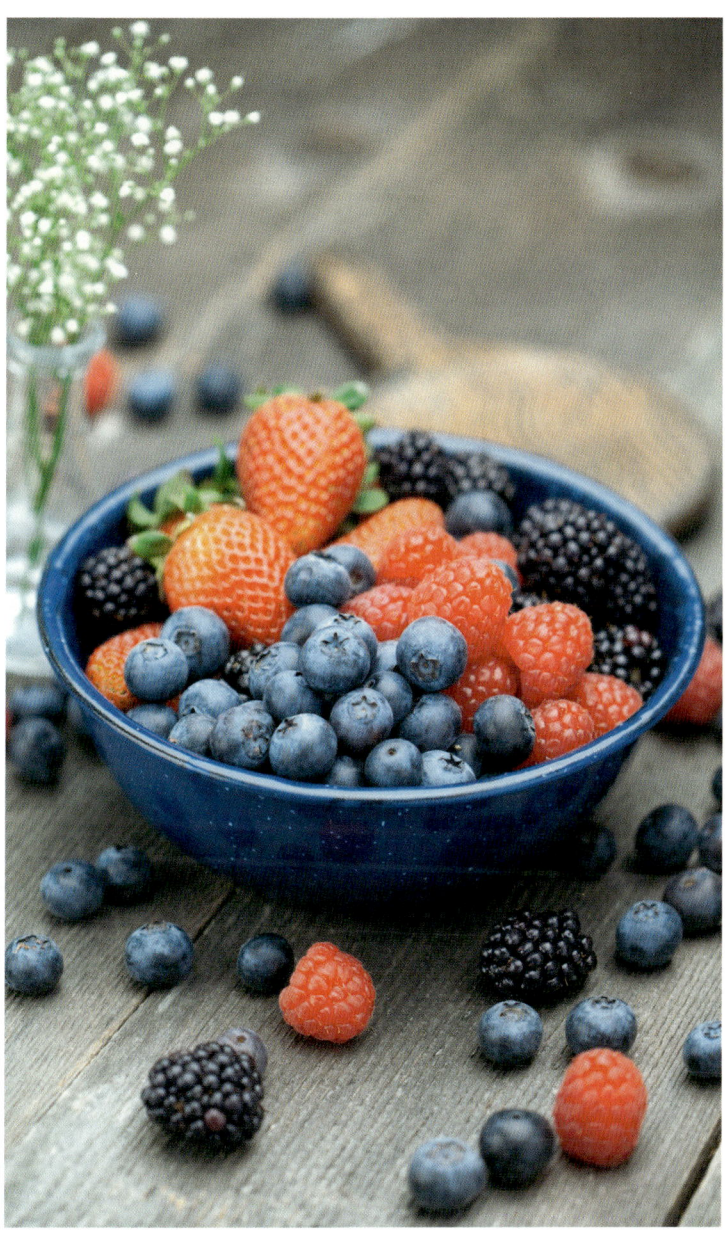

Beeren enthalten wertvolle Inhaltsstoffe, sind kalorienarm und schmecken dabei noch gut.

etwa 200 g zu sich nehmen und den restlichen Tag einen Salat, eine große Tomate oder eine Gemüsesuppe essen.

Weiß-, Rot- und vor allem Grünkohl ist sehr wertvoll, obwohl das Gemüse erhitzt wird. Das Geheimnis dahinter: Kohl enthält eine Vorstufe des Vitamin C, das sogenannte Ascorbigen. Es wird erst durch Erhitzen in die wertvollere Vitaminform überführt. Das bedeutet zwar nicht, dass man das Kraut ohne Ende erhitzen soll, aber die übliche Form zu kochen schadet dem wertvollen Gemüse nicht, ganz im Gegenteil. Zusätzlich zum wertvollen Vitamin C enthalten die Köpfe spezielle wertvolle sekundäre Pflanzenstoffe, die sogenannten Glukosinolate. Sie sind schwefelhaltig und töten so manche unerwünschten Bakterien ab.

Rote Paprika, Tomaten, aber auch Möhren enthalten viele gesunde Carotinoide. Verzehren Sie sie roh, ist es besser, etwas Öl dazuzugeben, denn mithilfe von Fett kann sie der Körper besser aufnehmen. Auch hier schadet Kochen nicht: Tomatensoße, Möhrengemüse und anderes rotes Gemüse, das erhitzt wurde, sorgt dafür, dass die Carotinoide leichter verwertbar sind. Wissenschaftler zeigten, dass der reichliche Salat- und Rohkostverzehr dafür sorgt, dass man mehr Vitamine wie B_6, C und E sowie das Mangelvitamin Folsäure im Blut hat.

Wer berufstätig ist, dem fällt es oft schwer, täglich oder auch nur alle zwei bis drei Tage einzukaufen. Hier ist Tiefgefrorenes sehr hilfreich! Tiefkühlware gelangt oft direkt vom Feld kurz in ein heißes Wasserbad und dann ins Eis. Durch die kurze Zeitspanne von der Ernte bis in den gefrorenen Zustand gehen kaum Vitamine verloren. Pro Monat Gefrierzeit kann man dann noch mit einem monatlichen Verlust von etwa drei bis dreieinhalb Prozent Vitamin C rechnen.

In der Regel finden Sie in Tiefkühlware auch keinen Zucker oder andere wenig gesundheitsfördernde Zusätze. Auf die Zutatenliste sollten Sie jedoch auf alle Fälle achten.

!

Tiefkühlprodukte enthalten oft mehr Vitamine als Gemüse, das mehrere Tage im Gemüsefach gelegen hat.

Rotkohl ist sehr
wertvoll – obwohl
das Gemüse erhitzt
wird.

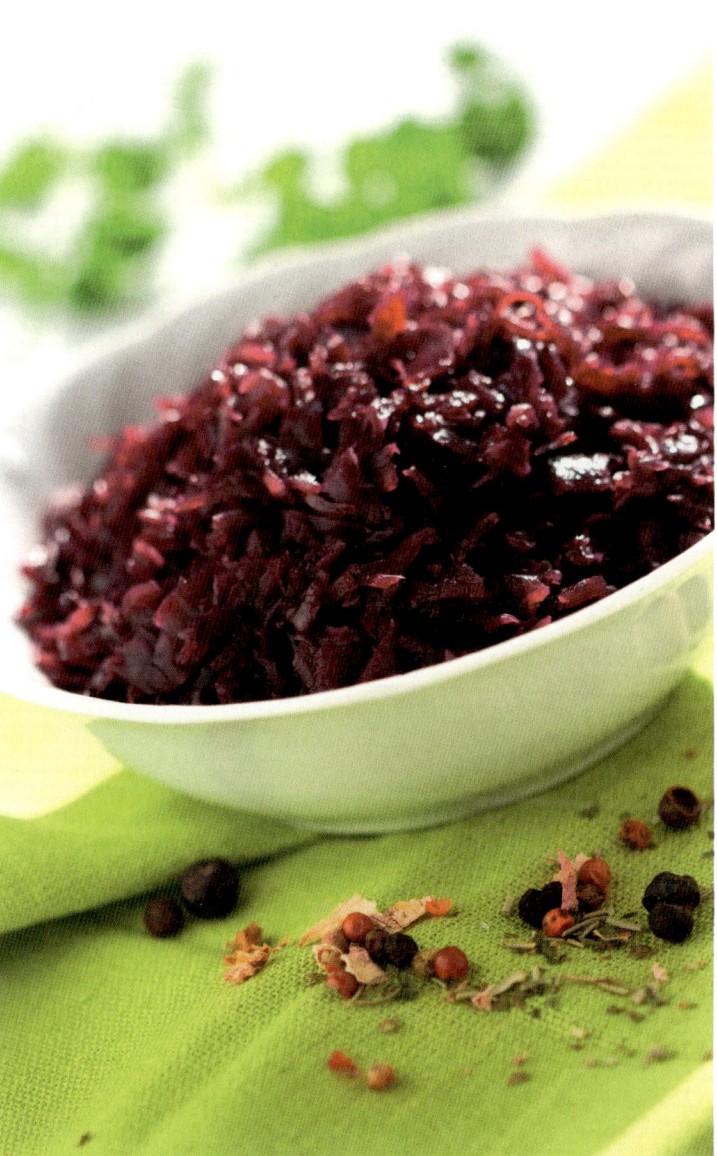

Zwiebeln

Die Tränenspender helfen nicht nur bei Erkältungen, Grippe, Ohrenentzündungen und Durchfall. Studien in den USA ergaben darüber hinaus, dass ihr Farbstoff Querzetin einen erhöhten Blutdruck etwas senken kann.

Getreide

Im vollen Korn steckt so ziemlich alles, was der Mensch zum Leben braucht: pflanzliches Eiweiß, viele Vitamine, sekundäre Pflanzenstoffe, Mineral- und Ballaststoffe. Vollkornbrot enthält definitiv mehr Ballaststoffe als Weißbrot.

Nudeln und Reis

Vollkornnudeln enthalten mehr Vitamine, Ballast- und Mineralstoffe als die üblichen Varianten. Wer sie aber gar nicht mag (auch hier gibt es inzwischen bessere Rezepturen), der kann ja

Vollkornnudeln enthalten mehr Vitamine, Ballast- und Mineralstoffe als die üblichen Varianten.

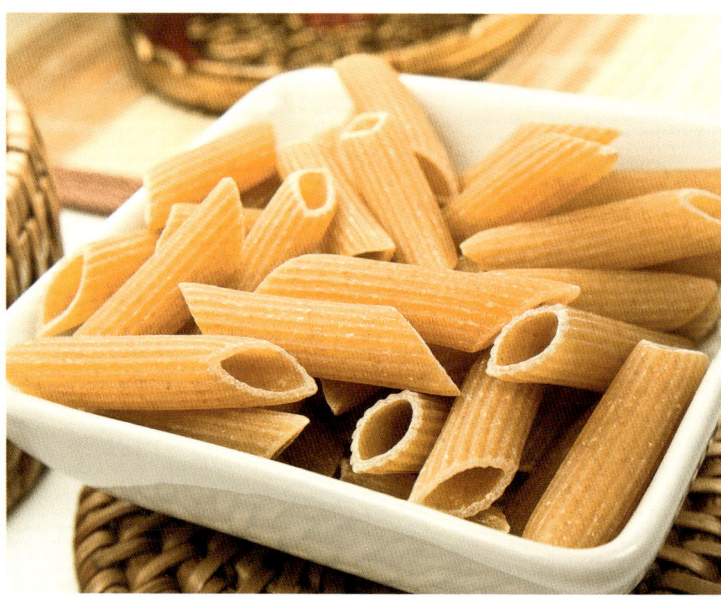

mal mischen. Das schmeckt wirklich interessant. Auch Vollkorn-reis ist besser als normaler. Eine Alternative ist der „parboiled" Reis, der infolge des Herstellungsverfahrens fast alle Nährstoffe des vollen Korns enthält.

Fleisch und Wurst

Fleisch ist an und für sich ein wertvolles Lebensmittel: Es weist eine ideale Eiweißzusammensetzung auf, enthält B-Vitamine, Zink und ist eine ausgezeichnete Eisenquelle. Der Mineralstoff ist optimal daraus verfügbar, insbesondere für Frauen, die bis zu den Wechseljahren mehr Eisen benötigen als Männer. Wenn man älter wird, benötigt man kaum noch Fleisch und kann ausgezeichnet vegetarisch leben. Vegetarier haben in der Regel eine höhere Lebenserwartung als Fleischesser.

    Die Wissenschaft ist sich einig: Isst man viel rotes Fleisch und Fleischerzeugnisse wie Würstchen oder Speck, trägt man ein höheres Risiko für Krebs sowie Herz-Kreislauf-Erkrankungen. Dies ist bei Rind, Schwein und Schaf der Fall. Weißes Fleisch, wie Geflügel, ist wesentlich risikoärmer.

> **!**
>
> Wer wenig Fleisch zu sich nimmt und sich ansonsten vollwertig ernährt, wird noch älter als der reine Vegetarier.

> Wer aufgrund seiner Erbanlagen zu Gicht neigt, kann bei erhöhtem Verzehr aufgrund der hohen Purinmenge im (Bio-)Fleisch Probleme bekommen. Deshalb sollten Sie auch Biofleisch nur ein- bis maximal dreimal pro Woche, höchstens jedoch 500 g, vom roten besser nur 300 g essen.

Schinken ist der fettärmste Brotbelag, wenn man die diversen Wurstsorten betrachtet. Viele Würste wie Salami oder Teewurst enthalten 30 bis 40 Prozent Fett! Leider ist die Kennzeichnung bei Wurstwaren oft nicht eindeutig. „Geflügelwurst beispielsweise kann durchaus eine Menge Schwein enthalten", so die Stiftung Warentest.

Fisch

Mit Schadstoffen belastete Fische kommen vor allem aus küstennahen Gebieten. Wir verzehren jedoch meist Meerestiere aus hoher See und aus der Zucht. Zuchtfische sollten jedoch Bioqualität haben. Für wildlebenden Fisch empfiehlt nicht nur der WWF sogenannten MSC-Fisch (siehe Kapitel „Diese Nährstoffe sind jetzt wichtig"). Empfehlenswert sind außerdem Regenbogenforelle, Zander, Pangasius, Karpfen und teilweise auch Lachs und Hering (je nach Fanggebiet).

> **!**
> Zuchtfische sollten Bioqualität haben.

Fisch vermindert vermutlich infolge der enthaltenen Omega-3-Fettsäuren das Risiko, einen Schlaganfall zu erleiden, pro regelmäßige Fischmahlzeit um 20 Prozent. Voraussetzung dafür ist, dass man diese Mahlzeit zumindest einmal wöchentlich zu sich nimmt. Auch das Darmkrebsrisiko wird bei reichlich Fischgenuss (ein bis dreimal wöchentlich) reduziert.

Fisch enthält 15 bis 20 Prozent leicht verdauliches, hochwertiges Eiweiß. Hinzu kommen verschiedene Vitamine und die wertvollen Mineralstoffe Fluor, Selen und Jod aus Seefisch. Gerade ein Jodmangel ist ab 40 Jahren ein Problem (siehe Kapitel „Diese Nährstoffe sind jetzt wichtig"). Da hilft eine Seefischmahlzeit, um dieses Defizit zu reduzieren. Eiweißreich, aber fett- und kalorienarm sind auch Krabben und Krebse, die man ebenfalls in Bioqualität bekommen kann: Achten Sie hier auf die Angaben auf der Verpackung.

Kakao

> **!**
> In weniger als 100 g Kakao finden Sie den Tagesbedarf an Magnesium, Kalium, Kupfer, Mangan, Chrom und Molybdän.

Als Kakao bezeichnet man die Samen des Kakaobaumes (Kakaobohnen) sowie das daraus gewonnene Pulver und Getränk. Es ist der Grundstoff zur Herstellung der bei uns so beliebten Schokolade. Aber bislang gingen wir nur von deren hoher Kalorienmenge aus. Etwa 300 verschiedene und teils wertvolle Inhaltsstoffe findet man in Kakao – beispielsweise eine große Menge an Mineralstoffen.

Kakao enthält auch den Eiweißbaustein Tryptophan und Kohlenhydrate. Letztere begünstigen die Aufnahme des Bausteins in das Gehirn. Aus Tryptophan entsteht in unserer Denkzentrale das Glückshormon Serotonin. Es sorgt gemeinsam mit anderen Substanzen des Kakaos für eine glückliche Stimmung.

Besonders gut für unsere Gesundheit scheint die Substanz Epicatechin zu sein. So fand der Harvard-Professor Norman Hollenberg heraus, dass sie das Auftreten von vier der fünf häufigsten Krankheiten der westlichen Welt (Hirnschlag, Herzinfarkt, Krebs und Diabetes) auf weniger als zehn Prozent senken kann. Er folgerte dies aus einer vierjährigen Untersuchung von Bewohnern in Kuna Yala, einem Gebiet an der Ostküste Panamas und

Schokolade hat viele positive Effekte auf die Gesundheit – ist allerdings ein Dickmacher.

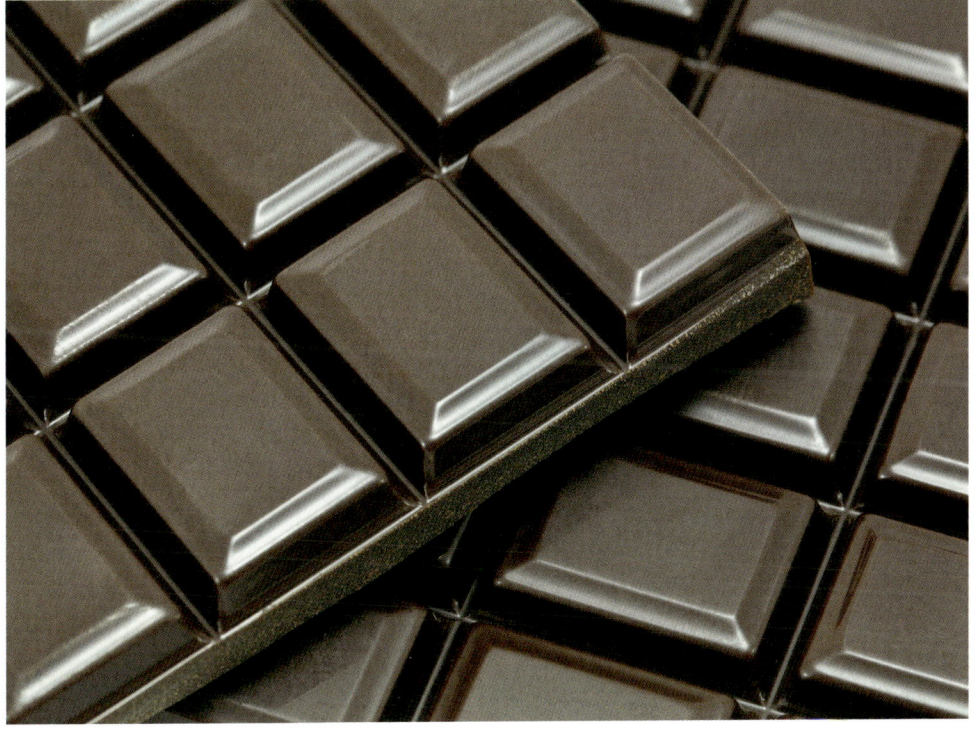

> **!**
>
> Epicatechin kann das Auftreten der häufigsten Krankheiten der westlichen Welt senken.

dem angrenzenden Festland. Dessen Bewohner essen sehr viel Kakao. Endgültige Bestätigung für diese Theorie sollen weitere, derzeit laufende Studien bringen.

Eine weitere Substanz fanden Wissenschaftler der Universität Münster in Kakao: Cocoheal. Sie soll sich wachstumsfördernd auf Hautzellen auswirken und damit die Wundheilung unterstützen, Hautschäden therapieren, Falten vorbeugen und das Risiko von Magengeschwüren verringern.

Zusätzlich hat Kakao antioxidative Eigenschaften. Man fand in 50 g dunkler Schokolade so viele Antioxidantien, wie sie in 15 Gläsern Orangensaft oder sechs reifen Äpfeln enthalten sind.

Ergänzend sorgen die sogenannten Kakaoflavanole für eine bessere Bereitstellung von Stickstoffmonoxid im Körper. Diese Substanz wirkt sich auf einige Stoffwechselfunktionen aus, die Ablagerungen in Gefäßen vorbeugen und Schäden zum Beispiel durch Rauchen mildern.

Gesundheitsfördernde Effekte von Kakao und dunkler Schokolade

- Durch häufigen Kakaogenuss erhöht sich das „gute" HDL-Cholesterin, während das „schlechte" LDL-Cholesterin im Blut sinkt.
- Die Durchblutung des Gehirns erhöht sich.
- Bei gesunden, normalgewichtigen Personen und Patienten mit erhöhtem Blutdruck wurde die Insulinempfindlichkeit verbessert. Dunkle Schokolade mit hohem Kakaoanteil soll den Blutdruck senken.
- Bei argentinischen Fußballspielern zeigte sich eine Leistungssteigerung.
- Die Sterberate von Herz-Kreislauf-Patienten war während einer 15-jährigen Beobachtungsperiode bei Personen mit hohem Kakaoverzehr um 50 Prozent niedriger als bei denjenigen mit niedrigem Verbrauch.

- Bei regelmäßigem Verzehr sollen die gesunden Hautfunktionen gefördert werden. Dies kann die Hautalterung deutlich verzögern. Man stellte einen erhöhten Eigen-UV-Schutz der Haut fest, eine bessere Hautfeuchtigkeit und Glättung der Haut.
- Schweizer Herzspezialisten bezeichnen Schokolade mit über 70 Prozent Kakaoanteil als „süßes Aspirin". Der Grund dafür ist, dass sogenannte bioaktive Verbindungen darin die Verklumpung der Blutplättchen vermindern sollen. Ein derartiger Effekt verringert das Risiko für einen Schlaganfall.

Viele werden diese Forschungsergebnisse mit Begeisterung lesen, denn wer liebt es nicht, Kakao in Form von Schokolade zu genießen? Der Nachteil ist jedoch ihr hoher Kaloriengehalt, der durchaus Übergewicht fördert. Gegen den Genuss von wenig Schokolade mit möglichst hohem Kakaoanteil spricht jedoch nichts – ganz im Gegenteil!

Im Rahmen einer Studie an 19.000 Menschen sank bei den Testpersonen, die mehr Schokolade zu sich nahmen als die Personen der Kontrollgruppe, das Risiko eines Herzinfarkts um 39 Prozent. Das Schlaganfallrisiko ging um fast die Hälfte zurück. Bei Personen, die gar keine Schokolade oder ganz wenig gegessen hatten, trat diese gesundheitlich vorteilhafte Wirkung nicht auf.

Um das Herzinfarkt- oder Schlaganfallrisiko zu reduzieren, wird die Aufnahme von täglich 7 bis 8 g Schokolade empfohlen – das sind etwa zwei Stücke Schokolade täglich, pro Woche etwa drei Riegel. Allerdings darf es keine Milchschokolade sein, sondern eine, die mindesten aus 60 Prozent Kakaomasse besteht. Man kennt diese unter dem Namen Herren-, Edel- oder Zartbitterschokolade. Vollmilchschokolade hat nur etwa 30 Prozent Kakao. Weiße Schokolade enthält nur Kakaobutter und gar keine Flavanole, sie hat also keine positive Wirkung auf das Herz-Kreislauf-System.

> **!**
>
> Schokolade senkt das Risiko für Schlaganfall.

!

Kein anderes Nahrungsmittel ist so vollwertig, kalorienarm und nährstoffreich wie Keimlinge.

Keimlinge und Sprossen

Ganz allgemein kann man sagen, dass Keimlinge vitamin- und enzymreich sind und viele Ballaststoffe und sekundäre Pflanzenstoffe enthalten. In einem Samen ist alles enthalten, was die Pflanze zum Leben benötigt. Die Keimung wird von Wasser und Wärme ausgelöst – damit wird der Stoffwechsel des Samens aktiviert. Mineralstoffe, die im Samen fest gebunden sind und kaum für uns zur Verfügung stehen, werden frei. Vitamin C bildet sich neu. Keimlinge können den gesamten menschlichen Stoffwechsel aktivieren und das Immunsystem stabilisieren.

Keimlinge können Sie kaufen oder selbst ziehen. Letzteres hat den Vorteil, dass Sie die Samen monatelang zu Hause aufbewahren können und Ihnen so jederzeit frische Vitamine und Mineralstoffe zur Verfügung stehen. Während des Keimvorgangs nimmt der Vitamingehalt stark zu, die Kalorien dagegen werden weniger. Mineralstoffe werden während des Keimens mobilisiert.

Bei der Umstellung auf vollwertige Ernährung kann es bei Getreide zu Unverträglichkeiten kommen, da sich die Darmflora nur langsam an die ungewohnte Kost anpasst. Auch hier helfen gekeimte Getreidekörner, da bei ihnen die für Blähungen verantwortlichen Substanzen in der Regel abgebaut sind. Sogar die blähenden Hülsenfrüchte, beispielsweise Sojabohnen, verlieren diese Wirkung durch das Keimen. Zudem sind ihre natürlichen Giftstoffe, die man üblicherweise durch Kochen unschädlich macht, nur noch in geringerer Konzentration vorhanden, sodass Blanchieren ausreicht.

Sie können die Samen in einem einfachen Konservenglas mit luftdurchlässiger Gaze anziehen oder die in verschiedenen Variationen angebotenen Keimkammern nutzen, die Sie zum Beispiel im Reformhaus oder Naturkostfachgeschäft erstehen können. Wichtig ist, dass die Keimlinge Sauerstoff beziehungsweise Luft bekommen – ansonsten beginnen sie zu schimmeln. Weizen und Senf bilden beim Keimen feine Faserwürzelchen. Sie erinnern an

Schimmel, sind jedoch harmlos. Achten Sie auf den Geruch der Keimlinge: Wenn sie muffig riechen, sollten Sie sie wegwerfen. Vor dem Verzehr muss man sie noch einmal kräftig spülen, Keimlinge von Hülsenfrüchten müssen blanchiert werden. Ansonsten reicht es aus, die Samen am Morgen und teilweise auch Abend zu wässern und anschließend das Wasser abfließen zu lassen. Im Sommer können Sie dann beispielsweise Weizenkeimlinge schon nach eineinhalb Tagen ernten. Wenn Sie bei Getreidekeimlingen grüne Triebe sehen, ist das ein Zeichen dafür, dass sie schon zu lange keimen.

Mit den Sprossen sparen Sie sich die ansonsten vitaminbegleitenden Schadstoffe aus Boden, Luft und Wasser. Wenn Sie sich die Samen besorgen, sollten Sie entweder zu unbehandelter Bioware greifen oder darauf achten, dass auf der Verpackung der Ver-

Keimlinge: Kein anderes Nahrungsmittel ist so vollwertig, kalorienarm und nährstoffreich.

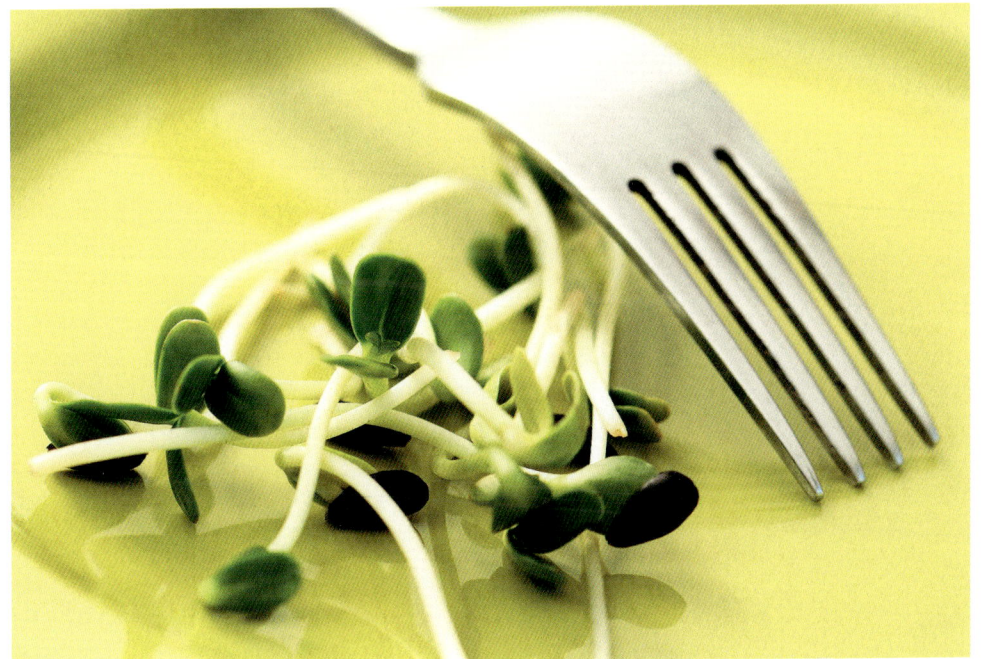

merk angebracht ist, dass die Ware zum Keimen geeignet ist. Bei konventionellen Samen, die für die Erde bestimmt sind, ist nicht auszuschließen, dass sie chemisch behandelt sind.

Alle Getreidesorten, mit Ausnahme von Hirse und Reis, eignen sich zum Keimen. Auch Hülsenfrüchte wie Mungobohnen oder Kichererbsen sind günstig, außerdem Alfalfa, Sonnenblumenkerne, Rettich und Bockshornklee. Bei Buchweizen, Kresse und Senf sollte man die Samen auf Küchenpapier wachsen lassen. Sie sondern beim Keimen Schleimstoffe ab, die ein Zusammenkleben der Samen bewirken.

Milch und Milchprodukte

Joghurt gilt nicht umsonst als die Speise der Hundertjährigen – durch die Milchsäurebakterien wird er gesünder. Viele Menschen vertragen Joghurt und Käse besser als Milch.

Bei Fruchtjoghurts müssen Sie auf den Fettgehalt achten. Die Farbe wird in der Regel nicht vom Obst erzeugt, sondern von entsprechenden Farbstoffen. Es ist daher zum einen besser, Fruchtjoghurt aus Naturjoghurt und eigener Obstbeigabe selbst herzustellen, zum anderen hilft es, die Zutatenliste zu studieren.

!

Milch und ihre Produkte sind besonders zur Kalziumversorgung ideal.

Nüsse

Nüsse gehören ebenfalls zu den wertvollen Lebensmitteln. So fand man heraus, dass sich ein regelmäßiger Verzehr (etwa 20 bis 25 g vier- bis fünfmal pro Woche) günstig auf die Vorbeugung von Herz-Kreislauf-Erkrankungen auswirken kann. Als Ursache vermutet man die besonders günstigen Fettsäuremuster sowie den Gehalt an Ballaststoffen und sekundären Pflanzenstoffen. Auch das optimale Verhältnis der Eiweißbausteine Arginin und Methionin scheint ein Schutzfaktor zu sein. Man konnte in Studien, in denen bis zu 50 Prozent der täglichen Fettzufuhr in Form von Nüssen erfolgte, ein deutliches Absinken des Serumcholesterinspiegels sowie des LDL-Cholesterins beobachten.

!

Der regelmäßige Nussverzehr kann das Risiko für einen Herzinfarkt oder für koronare Herzerkrankungen senken.

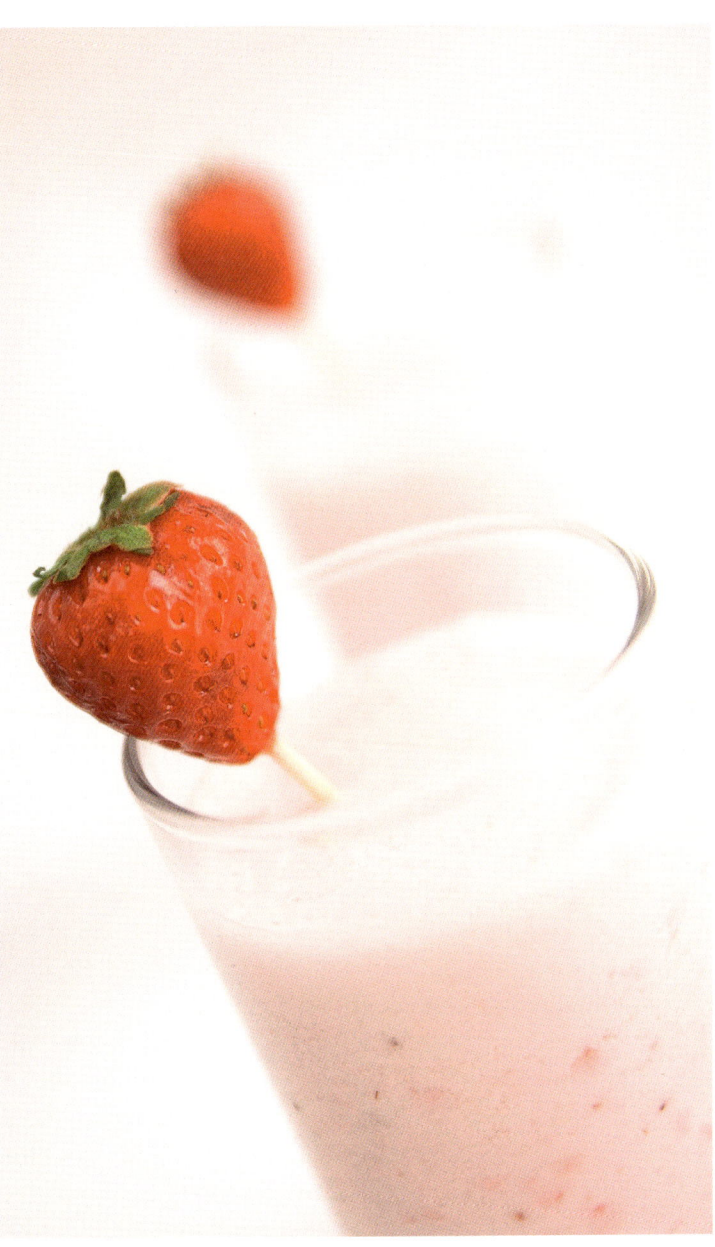

Stellen Sie Obstjoghurt am Besten selbst her, so sparen Sie sich die Farbstoffe.

Sesam

Sesam gehört ebenfalls zu den besonders wertvollen Lebensmitteln. Im Naturkostladen bekommen Sie Gomasio, das ist gerösteter Sesam und Meersalz. Ein Produkt, das als Gewürz eine besondere Note verleiht. In der Küche ist Gomasio vielseitig verwendbar. Erhitzen sollte man es aber besser nicht, um eine Beschädigung der Inhaltsstoffe und des Geschmacks zu vermeiden. Bei warmen Speisen also erst nach dem Kochen drüberstreuen. Gomasio dient vor allem zum Würzen verschiedener Salate oder von Suppen und Getreidegerichten. Manche mögen es auch auf einem mit Butter bestrichenen Vollkornbrot.

Dazu kommt Tahin: Hier handelt es sich um das Mus aus gemahlener Sesamsaat (ungeröstet oder geröstet), mit oder ohne Salzzusatz. Es stammt aus der orientalischen Küche und wird als Brotaufstrich, Soßenbestandteil und zum Würzen von Salatsoßen und Gebäck verwendet.

!

Weniger als 100 g Sesam decken den Tagesbedarf an Kalzium, Magnesium, Eisen, Selen und Zink.

Getränke

Wasser ist im Grunde das beste Getränk, allein schon, wenn man an den Kaloriengehalt denkt. Mineralwasser kann zur Kalzium- oder Magnesiumversorgung beitragen. Es spricht auch nichts gegen Wasser aus dem Wasserhahn. Die Qualität ist selbstverständlich unterschiedlich, je nach Stadt beziehungsweise Gemeinde und deren Wasserquelle.

!

Kieselsäurereiches Mineralwasser soll sogar Alzheimer vorbeugen.

Tee

In schwarzem und grünem Tee finden sich Polyphenole, Tein, Fluorid und Kalium. Schwarzer Tee ohne Milch macht die Adern durchgängiger. Insbesondere der grüne Tee ist wertvoll: Er hilft nicht nur, Krebs vorzubeugen, er nützt auch dem Herz-Kreislauf-System. Außerdem soll er eine vorbeugende Wirkung vor Arteriosklerose, Herzinfarkt, Schlaganfall und auch Karies haben.

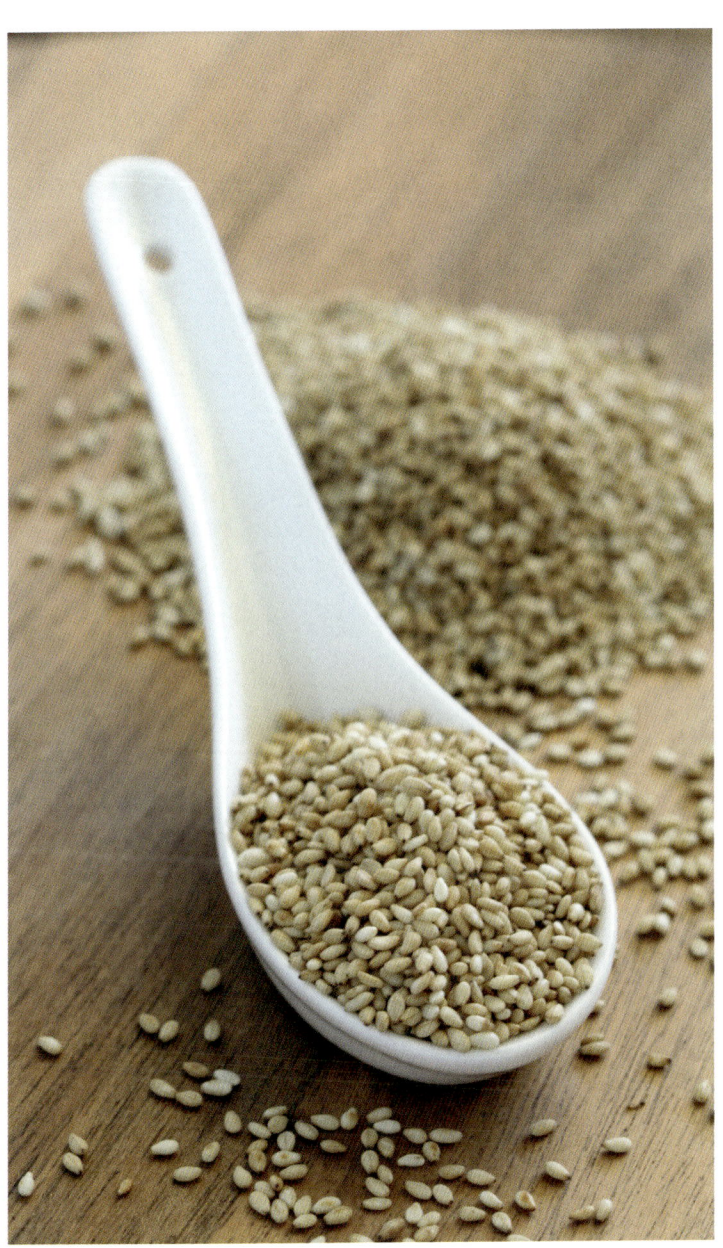

Sesam ist Bestandteil leckerer Gewürz-mischungen.

!

Grüner Tee hält
geistig fit.

Eine Studie an der Universität Tohoku in Japan zeigte, dass regelmäßiges Trinken von grünem Tee das Risiko für nachlassende Gehirnleistungen im Alter verringert. Egal ob Alzheimer, Demenz oder Parkinson – drei bis vier Tassen grüner Tee täglich scheinen derartige Erkrankungen seltener auftreten zu lassen.

Schwarzer und grüner Tee werden aus denselben Pflanzen hergestellt, allerdings wird grüner Tee nicht fermentiert, das heißt, er wird nicht durch blatteigene Enzyme, Sauerstoff und Bakterien „bearbeitet" beziehungsweise „fermentiert". Bei grünem Tee wird dies durch Erhitzen gestoppt. Die Blätter werden nur gedämpft oder geröstet. Dadurch bleiben die Inhaltstoffe der Teeblätter so gut wie unverändert.

!

Grüner Tee gilt als
besonders gesund
und schützt vor
einer Vielzahl von
Krankheiten.

Grüner und schwarzer Tee enthalten Polyphenole, die etwa ein Drittel der Trockensubstanz in Teeblättern ausmachen. Sie werden als Catechine bezeichnet und wirken stark antioxidativ beziehungsweise als Radikalenfänger. Die enthaltenen Antioxidantien verringern eine Oxidation des „bösen" LDL-Cholesterins. Möglicherweise schützt dies vor Herz-Kreislauf-Erkrankungen. Der Gehalt und die Art dieser Antioxidantien sind in grünem und schwarzem Tee unterschiedlich, da sich bei schwarzem Tee die ursprünglich enthaltenen Polyphenole durch die Fermentation verändern. Als besonders starker Radikalenfänger gilt die Substanz mit Namen Epigallocatechingallat (EGCG). Sie ist in beiden Teesorten enthalten, jedoch in grünem fast fünfmal mehr als in schwarzem Tee. Dies ist mit der Grund, warum man grünem Tee eine größere gesundheitsfördernde Wirkung zuschreibt.

Obstsäfte

Sie schmecken in der Regel köstlich und tragen zur Versorgung mit sekundären Pflanzenstoffen bei. Der Nachteil: Sie enthalten reichlich fruchteigene Süße. In hochwertigen Biosäften befinden sich meist ausreichend Fruchtanteile, sodass man sie problemlos mit Wasser strecken kann.

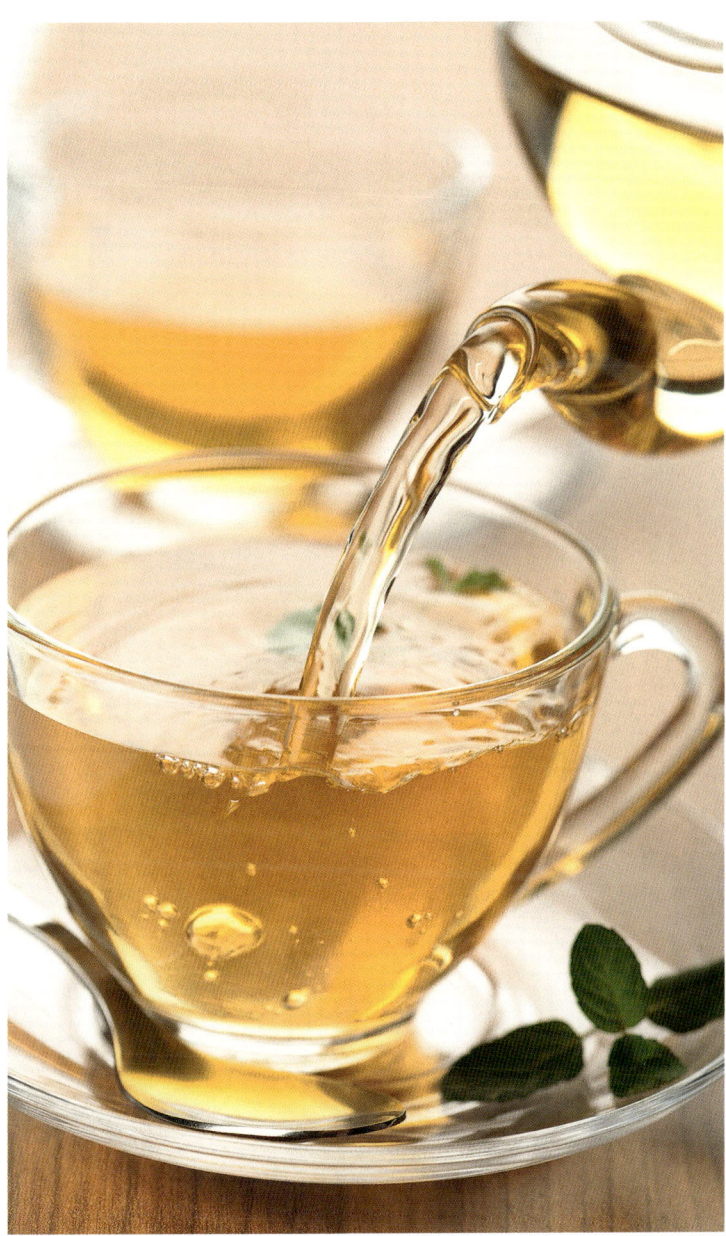

Grüner Tee hilft, Krebs vorzubeugen und unterstützt das Herz-Kreislauf-System.

Gesund älter werden mit der mediterranen Küche

„Leben wie Gott in Frankreich" – das gilt nicht nur für die Franzosen, auch Griechen, Italiener, Spanier und Portugiesen leben und ernähren sich gesünder als wir.

Bereits 1948 wurde eine Studie im Auftrag der griechischen Regierung durchgeführt. Eigentlich wollte man die Untersuchung nur für Entwicklungshilfemaßnahmen auf der Insel Kreta durchführen. Allerdings waren die Ergebnisse überraschend: Die Kreter hatten eine überdurchschnittlich hohe Lebenserwartung – sogar die höchste in Europa – und litten nur äußerst selten unter Erkrankungen der Herzkranzgefäße.

Die Kreter ernährten sich vor allem von Getreide, meist in Form von Brot, außerdem von Gemüse, Obst, Kartoffeln und

!

Kreter schwören auf ihr Olivenöl und Italiener meinen, es läge an ihren Tomaten, dass sie so gesund sind.

Knoblauch ist ein wichtiger Bestandteil der Ernährung ab 40.

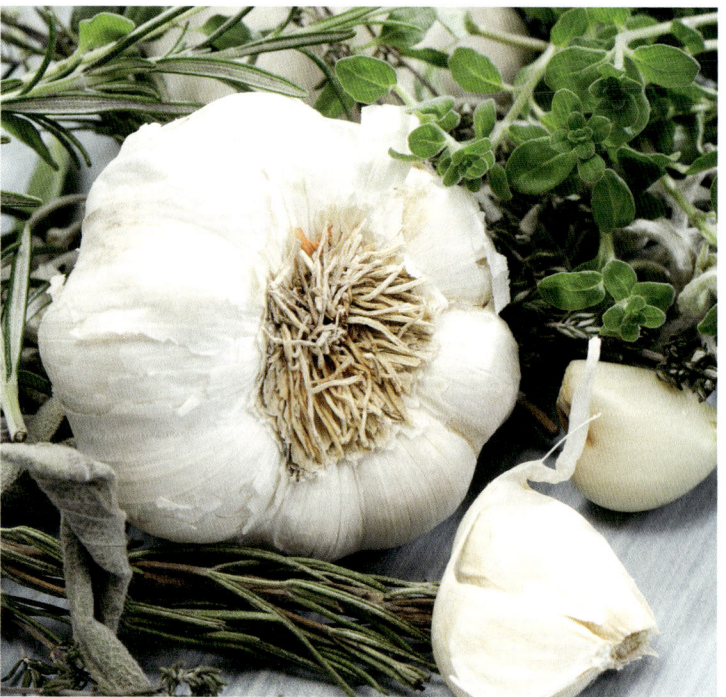

Nüssen. Das Fleisch stammte zum Zeitpunkt der Untersuchung von Schafen, Ziegen und Hühnern – und bestimmt nicht aus Massentierhaltung! Fleisch wurde auch nicht täglich gegessen. Dagegen aßen die Griechen fast jeden Tag Fisch – wie bei Küstenbewohnern üblich. Als Fett kam hauptsächlich Olivenöl zum Einsatz. Nur zwölf Prozent der Energie kam von Eiweißprodukten, der Rest Kohlenhydrate aus Getreide, Gemüse und Früchten. Als man schließlich 30 Jahre lang sieben Länder (ehemaliges Jugoslawien, Niederlande, Finnland, die USA, Japan, Italien und Griechenland) hinsichtlich ihres Ernährungsverhaltens untersuchte, fand man wieder, dass die Ernährungsweise in Griechenland und Süditalien die Lebenserwartung insgesamt erhöht.

Gesund alt werden mit der Mittelmeerkost:
- täglich frisches Obst und Gemüse, zum Beispiel Tomaten
- viel frische Salate
- Getreideprodukte wie Brot
- Olivenöl
- Seefische
- Knoblauch
- frische Kräuter: Basilikum, Oregano, Salbei, Thymian und viele andere
- Nüsse und Hülsenfrüchte

Erinnern Sie sich daran, in welchen Lebensmitteln man sehr viele sekundäre Pflanzenstoffe und andere bioaktive Wirkstoffe findet? Genau in diesen Lebensmitteln! Rotes Fleisch – also Rind, Schwein, Lamm oder Wild, Wurst oder fetter Schinken – wurde auf Kreta und in anderen Mittelmeerländern sehr selten gegessen. Auch wenig Eier, Zucker und Süßigkeiten gehörten dazu, dafür mehr Joghurt oder fettarme Milch und Käse. Butter und Sahne nahm man nur in minimalen Mengen zu sich. Die Mittelmeeranrainer bevorzugen ungesättigte Fettsäuren. Das Glas Wein

!

Ein besonderes Kennzeichen der mediterranen Küche ist die frische Zubereitung.

bedeutet auch keine Alkoholorgie. Es bleibt üblicherweise bei diesem Glas (Frauen besser ein halbes). Auch von Fisch haben Sie gelesen, wie gesund er ist. Da ist das Olivenöl nur noch das Tüpfelchen auf dem i!

Klar, dass diese Ernährung ein gesünderes, längeres Leben zur Folge hat als Fertiggerichte, Tütensuppen und – wenn überhaupt – Gemüse aus Dosen. Davon abgesehen ist die Mittelmeerkost sehr leicht umzusetzen und hat nichts mit Entbehrung oder Kasteiung zu tun. Es ist auch nichts verboten, nur verschieben sich Zutaten und Zubereitung von den mitteleuropäischen Essgewohnheiten mit ihren oft deftigen, kalorienreichen Gerichten hin zu einer leichteren, kalorienärmeren Küche.

Ideal ist, wenn Sie täglich wenigstens einmal kochen und immer Gemüse und Salat dazu servieren. Integrieren Sie bei den anderen Mahlzeiten noch Vollkornbrot, Obst und Naturjoghurt, dann haben Sie schon nahezu alle lebenswichtigen und verjüngenden Lebensmittelinhaltsstoffe zu sich genommen. Industriell Vorgefertigtes in die Mikrowelle zu schieben gehört nicht dazu. Gesunde Ernährung ist kein Privileg der Reichen – bei unserem riesigen Angebot an preisgünstigem Obst und Gemüse sollte dies kein Problem sein. Etwas Aufwand ist schon erforderlich. Kaufen Sie regelmäßig gesunde und hochwertige Qualitätswaren, wozu auch Bioprodukte gehören, ein. Nicht die Lebensmittelindustrie beschert ein langes, gesundes Leben, sondern gesundes Essen ohne Chemie, mit sekundären Pflanzenstoffen, Vitaminen und Mineralstoffen. Außerdem macht es Spaß, gemeinsam etwas Leckeres zu essen: Kommunikation und Lebensfreude gehören auch zur mediterranen Küche!

Aber nicht nur die Essgewohnheiten im mediterranen Raum sind anders, auch der Lebensstil. Das familienbezogene Leben, Licht (viel Licht hebt die Stimmung, senkt den Appetit, optimiert den Stoffwechsel sowie die Immunabwehr und steigert die Leistungsfähigkeit), Sonne, Bewegung, Luft, Leben im Einklang mit

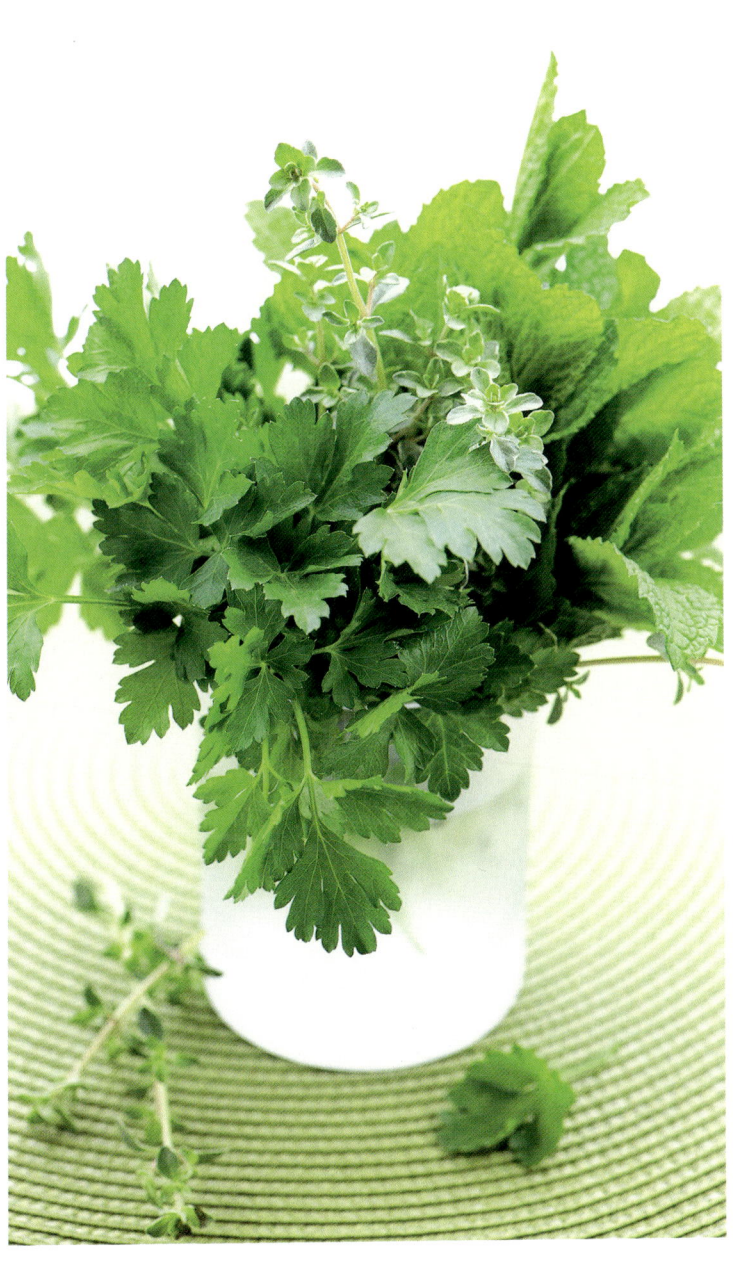

Würzen Sie Ihre
Mahlzeiten mit
reichlich frischen
Kräutern, so lässt sich
gut Salz einsparen.

> **!**
>
> Mediterranes Leben bedeutet Zeit zum Essen und Genießen.

den Tages- und Jahreszeiten – auch das spielt eine Rolle. Über allem darf man den Genuss des Lebens nicht vergessen, nicht nur rasen und rennen, um auch den letzten Termin noch unterzubringen.

Nicht nur das tägliche Glas Rotwein, Olivenöl, der Knoblauch und die Tomaten, sondern vielmehr die mediterrane Kost in Kombination mit einem aktiven und zugleich gelasseneren Lebensstil in den Mittelmeerländern scheint die Ursache dafür zu sein, dass die Menschen dort gesund alt werden oder wurden.

Olivenöl enthält die herzgesunden Omega-3-Fettsäuren.

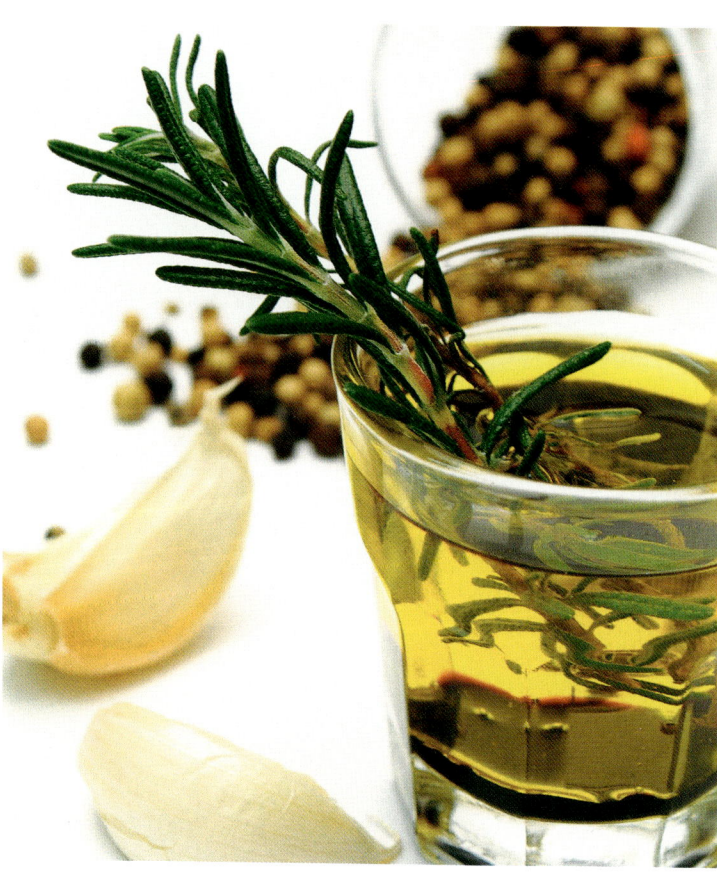

Gerüchte rund um die Ernährung ab 40

Gerücht 1: Salzlos essen ist gesund

Immer wieder hört man, dass man wenig Salz essen soll, weil es Bluthochdruck erzeugt. Das ging sogar so weit, dass Ältere ganz auf Salz verzichteten. Sie würgten Speisen hinunter, die nicht schmeckten und im Endeffekt nur einen Natriummangel erzeugten, denn Salz erhöht nur bei den „Salzempfindlichen" den Blutdruck – bei den anderen schadet ein Salzverzicht mehr als er nützt! Mit zunehmendem Alter sinkt das Durstgefühl, man trinkt zu wenig und trocknet dadurch regelrecht aus. In diesem Fall nützt die zusätzliche Prise Salz bei Tisch.

50 bis 60 Prozent der Bluthochdruckkranken – und nur sie – sollen salzempfindlich sein. Essen sie weniger Kochsalz (es besteht aus Natrium und Chlorid), sinkt der Blutdruck. Bei ihnen ist die Fähigkeit der Niere zur Natriumausscheidung beeinträchtigt. Dies hat eine Zurückhaltung davon und somit einen höheren Natriumgehalt in den Körperzellen zur Folge. Bei übermäßigem Salzkonsum steigt ihr Blutdruck, bei Reduzierung sinkt er. Bei salzempfindlichen Bluthochdruckpatienten kann durch salzarmes Essen möglicherweise sogar die Dosis von blutdrucksenkenden Medikamenten verringert werden. Da die Vorliebe für Salz nicht angeboren, sondern erlernt ist, kann man sich durchaus umgewöhnen.

> Die Deutsche Hochdruckliga empfiehlt für alle Hochdruckkranken eine Salzaufnahme von nicht mehr als 6 g am Tag (entspricht etwa einem gestrichenem Teelöffel).

!

Salzempfindlichkeit wird wohl vererbt.

Salzempfindlichkeit ist vermutlich erblich bedingt. Sie entsteht eher bei Übergewicht und tritt mit zunehmendem Alter häufiger auf. Sogar bei Gesunden kann sie unerkannt vorhanden sein. In diesem Fall löst ein jahrelanger erhöhter Kochsalzverzehr möglicherweise sogar Bluthochdruck aus.

Salz bindet Flüssigkeit im Gewebe, daher belastet das Gewürz auch Patienten mit einer Herzschwäche. 1 g Salz hält etwa 100 ml Wasser im Körper zurück. Bei Salzempfindlichen kann ein hoher Salzgehalt im Blut auch dazu führen, dass die Blutgefäße in der Nacht unter „Hochdruck stehen". Damit wird die Tendenz zum Herzinfarkt zusätzlich gefördert, da der hohe Druck die Innenwand der Blutgefäße schädigt.

> **!**
>
> Lebensmittel haben oft versteckte Salze.

Leider ist es nicht ganz so einfach herauszufinden, ob man nun kochsalzempfindlich ist oder nicht. Eine Möglichkeit ist, eine Woche lang das Essen nicht zu salzen und dabei regelmäßig den Blutdruck zu überwachen, die Werte zu notieren und anschließend mit dem Arzt zu sprechen. Dieser Aufwand ist selbstverständlich nur gerechtfertigt, wenn man einen zu hohen Blutdruck hat, Gesunde können dies getrost vergessen. Besser ist es jedoch auch für sie, es mit dem Salzkonsum nicht zu übertreiben. Der Teelöffel voll ist genug. Außerdem sollte man viel Obst und Gemüse essen, denn beides enthält viel Kalium, den Gegenspieler des Natriums.

Oft genug ist der Salzgehalt verschiedener Lebensmittel, vor allem von Fleisch- und Fischerzeugnissen, Käse sowie Brot relativ hoch, ohne dass man dies wirklich erkennt. Daher sollten Salz-

> **Salzgehalt in einigen Lebensmitteln (pro 100 g Lebensmittel)**
> Kochschinken: über 2 g Kochsalz in 100 g. Matjes und Lachsschinken: über 6 g – das entspricht der empfohlenen Tagesmenge! Camembert: 2,4 g Salz, eine Scheibe Tilsiter 0,8 g. Sojakäse, auch Tofu genannt, ist dagegen natriumarm und für salzempfindliche Menschen ideal. Salzreich ist oft auch Fertigkost. Rund 60 Prozent der Salzmenge führt man mit Brot, Milcherzeugnissen sowie Fleisch und Wurstwaren zu. Außerdem wird etwa 1 g zugesalzen.

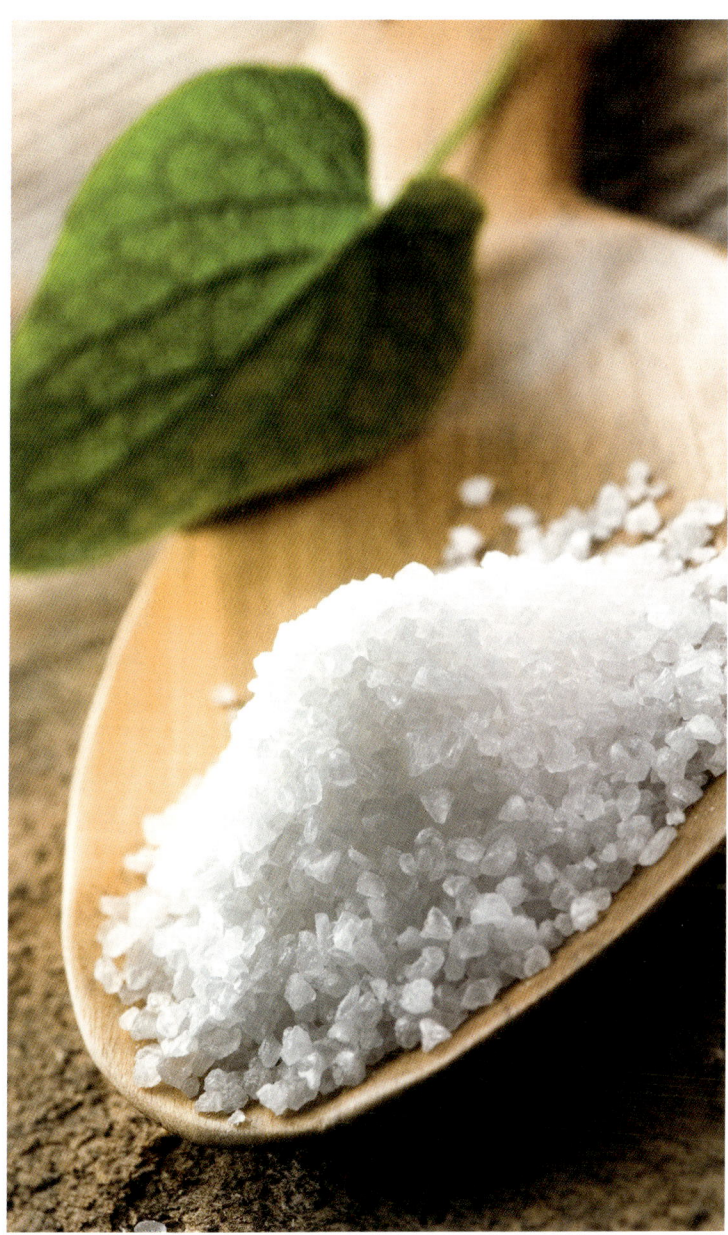

Etwas Salz ist in Ordnung, achten Sie aber auf verstecktes Salz in Fertigprodukten.

empfindliche auf verstecktes Salz achten. Sehr viel davon befindet sich in Salz-, Bismarck- und Matjeshering, Bündner-Fleisch, Salami, in den verschiedensten Käsesorten wie Camembert-, Edamer-, Gouda-, Schmelz- und Parmesankäse, in Schweinsbratwürsten, in geräuchertem Aal und Weißbrot.

Wenn Sie nicht salzempfindlich sind, so schadet ein Salzkonsum unter 6 g täglich mehr als er nützt. Dies zeigte eine amerikanische Studie an Gesunden, die sogenannte NHANES II-Studie mit 7154 Teilnehmern, die 13,7 Jahre lang untersucht wurden. Diejenigen, die sich salzarm ernährten, hatten eine höhere Todesrate infolge von Herz-Kreislauf-Erkrankungen. Auch ihre Gesamtsterblichkeit war um etwa 30 Prozent höher.

Gerücht 2: Cholesterin verursacht Herzinfarkt

Cholesterinarme Ernährung ist sozusagen in aller Munde. Aber kann man wirklich einen Herzinfarkt dadurch verhindern? Cholesterin ist ein sogenanntes Blutfett und kommt nur in tierischen Lebensmitteln vor, wie Fleisch, Wurst, Butter und Sahne.

Die Substanz dient im Körper zum Beispiel zur Energieversorgung. Da es nicht wasser-, sondern als Fett nur fettlöslich ist, benötigt es Hilfe, damit es durch das Blut „fließen" kann: wasserlösliche Eiweißkörper, von denen es beim Transport durch das Blut umhüllt ist. Man nennt solche Verbindungen Lipoproteine. Haben sie eine hohe Dichte nennt man sie High Density Lipoproteins, abgekürzt HDL (zu merken mit „Hab Dich Lieb"). Bei niedriger Dichte spricht man von Low Density Lipoproteins oder LDL (leichter zu merken als: „Lass Das Lieber").

Die „böse" Variante heißt LDL. Überschüssiges LDL kann sich an den Gefäßwänden ablagern. Dadurch werden die Arterien verengt, sodass immer weniger Blut durchfließen kann. Sehr hohe LDL-Cholesterinwerte (über 190 mg/100 ml) bei gleichzeitig sehr niedrigem HDL (unter 35 mg/100 ml) erhöhen das Risiko für das Herz-Kreislauf-System. Aber auch hoher Blutdruck, Diabetes,

> **!**
>
> HDL transportiert überschüssiges Cholesterin zur Leber, wo es abgebaut und schließlich mit dem Stuhl ausgeschieden wird.

Dauerstress, Rauchen und Bewegungsmangel sind Risikofaktoren für einen Herzinfarkt.

Nach neuesten wissenschaftlichen Erkenntnissen ist es für den Cholesterinspiegel weniger wichtig, wie viel Fett man mit der Nahrung zu sich nimmt, sondern welches Fett. Vom Anteil an gesättigten Fettsäuren und den erblichen Anlagen hängt es ab, ob der Körper selbst zusätzlich viel Cholesterin bildet. Isst man Lebensmittel mit hohem Cholesteringehalt, wird die körpereigene Bildung normalerweise reduziert. Nimmt man dagegen kaum Cholesterin auf, steigt die Eigenbildung an. Eine Ausnahme davon bilden sogenannte cholesterininsensitive Menschen. Bei ihnen ist diese Regulierung gestört und sie müssen auf eine geringe Cholesterinzufuhr achten. Allerdings ist eine ständige Zufuhr von sehr hohen Cholesterinmengen trotz allem ungesund und gilt als eigenständiger Risikofaktor nicht nur für ein erhöhtes Herzinfarktrisiko.

Dennoch: Die Höhe der Blutfette ist weitgehend genetisch bedingt. Das Frühstücksei müssen Sie sich also deshalb bestimmt nicht verkneifen, auch wenn es nicht täglich ein großes Omelett sein muss. Die wertvollen Omega-3-Fettsäuren (siehe Kapitel „Diese Nährstoffe sind jetzt wichtig") senken übrigens den Cholesterinspiegel.

Die Blutfette kann man in der Regel gut beeinflussen, indem man die richtigen Lebensmittel auswählt. Fleisch – vor allem rotes Fleisch (insbesondere vom Rind) – und tierische Fette (wie Butter, Sahne, vollfetter Käse, Wurst), die einen hohen Anteil an gesättigten Fettsäuren aufweisen, sollten möglichst wenig gegessen werden. Besonders wichtig ist diese Ernährung, wenn man unter Arteriosklerose leidet oder bereits einen Herzinfarkt hatte. Cholesterin ist zwar am Herzinfarkt beteiligt, aber – vorausgesetzt Sie haben nicht die entsprechende Veranlagung – eine gesunde Lebensführung mit Bewegung und gesunder Ernährung verhindert das Risiko dafür.

Gerücht 3: Functional Food ist im Alter wichtig

Functional Food – eine Art Kreuzung aus Lebens- und Arzneimittel, wie es die Stiftung Warentest bezeichnet – wird überall angeboten. Ob nun der Cholesterinwert gesenkt oder das Blut flüssiger beziehungsweise die Verdauung besser werden soll: Die tollsten Wirkungen werden prophezeit.

Bei Cholesterinsenkern sind Pflanzensterine im Spiel. Die Stiftung Warentest meint dazu: „Die Gefahr einer Überdosierung ist aber groß. Außerdem: Viele Nutzer haben gar kein Cholesterinproblem. Es wird auch davon abgeraten, Cholesterinsenker vorbeugend einzunehmen. Zudem verringert die Zufuhr an Sterinen die Aufnahme von Vitamin A, E und K ins Blut." Nach diesen Empfehlungen müssen Sie selbst wissen, ob Sie zu dieser Form des Functional Food greifen, zudem es natürliche Cholesterinsenker gibt.

Probiotische Drinks und Joghurts sollen das Immunsystem oder die Darmfunktion anregen. Tatsächlich scheint das auch zu funktionieren. Jedoch meint die Stiftung Warentest, dass dies auch mit normalem – wesentlich preisgünstigerem – Joghurt zu erreichen ist. Da außerdem die Anbieter jeweils eigene Bakterienstämme einsetzen, sind Aussagen zur Wirksamkeit nur schwer nachzuvollziehen.

> **!**
>
> „Normale" Joghurts regen die Darmfunktion ebenso an wie die teuren probiotischen.

Dagegen kann man bei Vitaminsäften definitive Aussagen treffen. So zeigen Studien, dass die zugefügten Vitamine keinen höheren Schutz vor Herz-Kreislauf-Erkrankungen und Krebs bringen. Zu viel A oder E kann sogar schaden.

Nicht mal Auszüge aus Obst und Gemüse werden von Fachleuten positiv bewertet. Auch Rotweintabletten, Artischockendragees und andere Nahrungsextrakte wirken nicht so gut wie das Ausgangsprodukt, entgegen der Hoffnung von Obst- und Gemüsemuffeln. Die Verbraucherzentrale Bayern warnt sogar vor bioaktiven Stoffen aus Gemüse, Wurzeln, Kräutern oder Algen. „Es ist nicht seriös, die Wirkung von einzelnen Substanzen in

Obst und Gemüse auf die Präparate zu übertragen", erklärt Susanne Moritz, Ernährungsexpertin bei der Verbraucherzentrale Bayern. Sie weist darauf hin, dass lediglich gesichert ist, dass bioaktive Stoffe im natürlichen Verbund eine positive Wirkung auf den Körper haben. Noch nicht ausreichend erforscht ist, wie sich bioaktive Stoffe auswirken, wenn sie isoliert aufgenommen werden. „Diese können einzeln oder in nicht natürlich vorkommender Kombination gar nicht oder völlig anders wirken und schlimmstenfalls sogar die Gesundheit beeinträchtigen", so die Verbraucherzentrale Bayern. „Nur wenn die ganze Frucht gegessen wird, bekommen wir mit Sicherheit das komplette Spektrum an essenziellen Nährstoffen und sekundären Pflanzenstoffen", erklärt Prof. Dr. Andreas Hahn vom Institut für Lebensmittelwissenschaft der Universität Hannover in einem Interview mit Ökotest.

Die Stiftung Warentest hat zu Functional Food eine ganz eindeutige Meinung: „Bei vernünftiger, abwechslungsreicher Ernährung ist es überflüssig. Und jahrelanges falsches Essen kann auch Functional Food nicht ausbügeln."

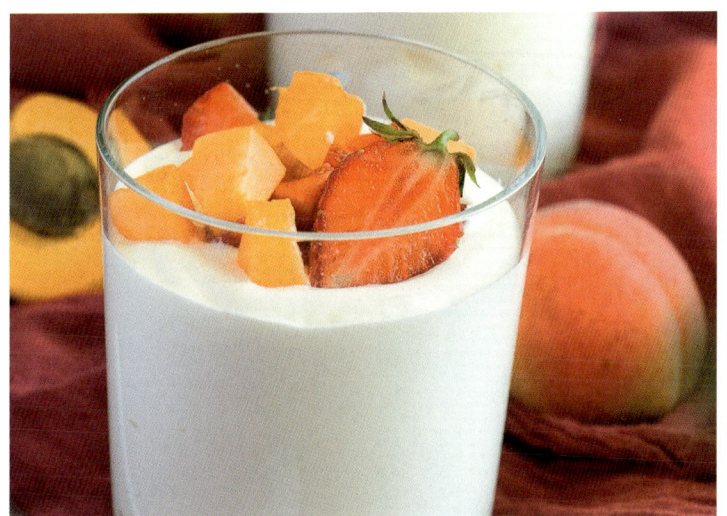

Zur Anregung der Darmfunktion genügen auch normale Joghurts.

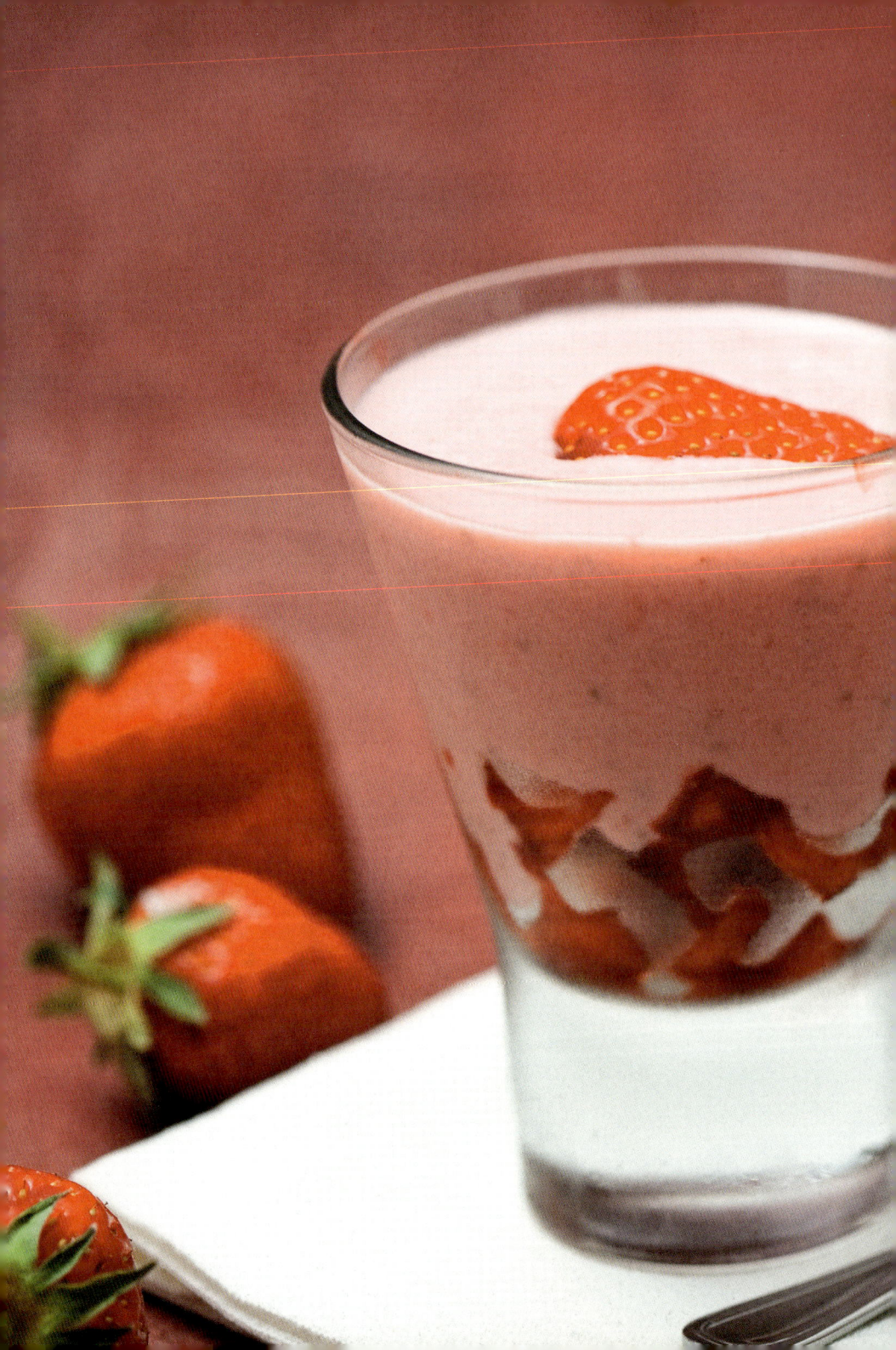

10 REZEPTE ZUM JUNGBLEIBEN

Die folgenden Rezepte enthalten wichtige Nährstoffe, die Sie fit und leistungsfähig machen.

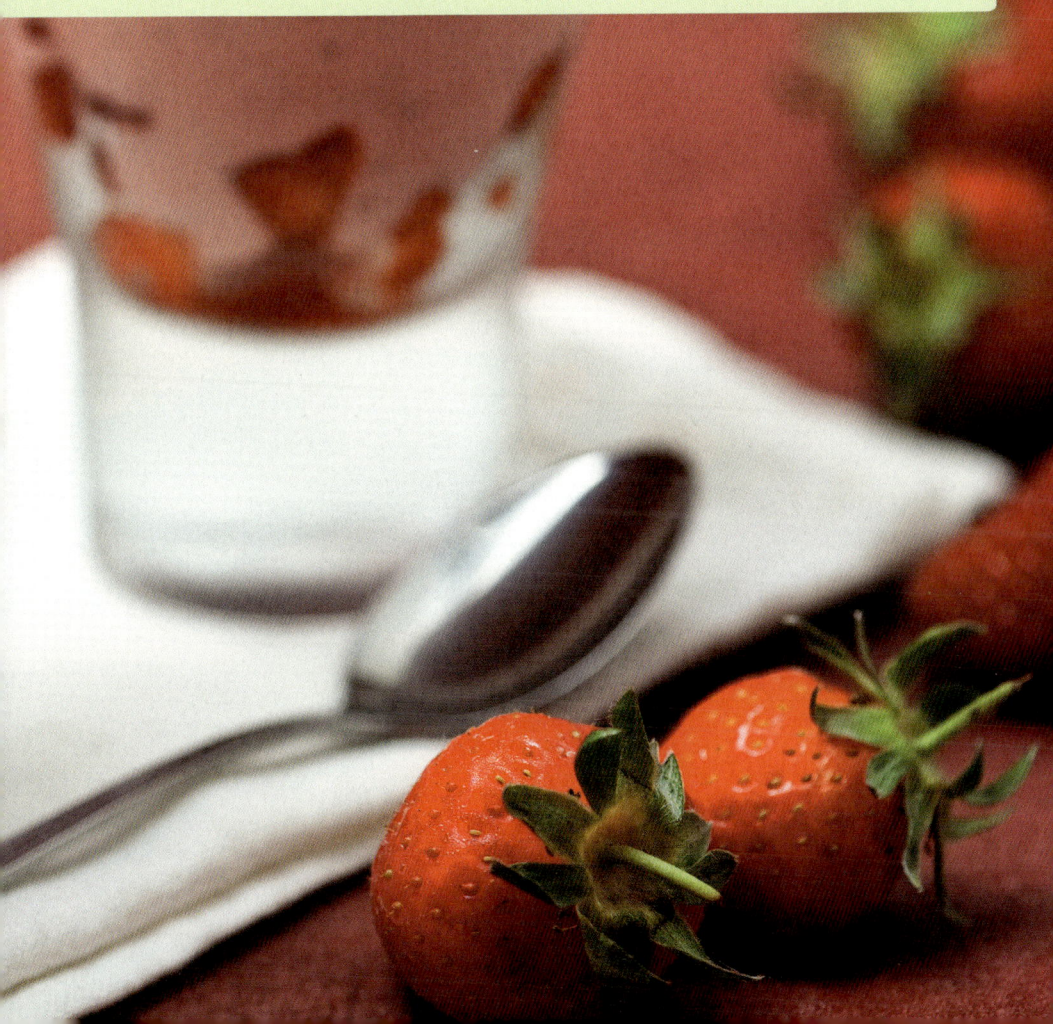

Paradiesdrink

Für reichlich Vitamin C

Arbeitszeit: ca. 10–15 Minuten

Eine Portion enthält:

242 kcal

Zutaten für 1–2 Gläser

2 Kiwi (ca. 130 g)

1 Orange (ca. 200 g)

100 ml Ananassaft

2 TL Ahornsirup

2–3 EL Kokosraspeln

Zuckerlösung (ca. 2 EL Wasser mit
½ TL Zucker in einer Untertasse)

Zubereitung

Zuckerlösung auf einer Untertasse bereiten, auf einen anderen Unterteller die Kokosraspeln geben (evtl. nochmals feiner raspeln, dann wird die weiße Verzierung deutlicher), jeweils ein Glas in die Zuckerlösung und anschließend in die Kokosraspeln tauchen.

Kiwi schälen und in kleinere Stücke schneiden. Orange auspressen, Kerne entfernen. Kiwis in Püriergefäß geben, restliche Kokosraspeln hinzufügen, den Ananassaft darübergießen und alles pürieren. Orangensaft mit Pressrückstand unter die restlichen Zutaten rühren, mit Ahornsirup soweit wie nötig süßen. Vorsichtig in die Gläser mit den Kokosraspeln füllen.

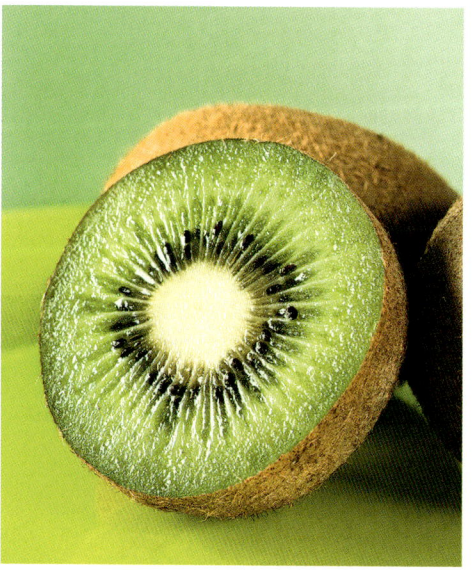

Tomaten-Paprika-Salat

Für reichlich Vitamin C

Arbeitszeit: ca. 10–15 Minuten

Eine Portion enthält:

120 kcal

Zutaten für 1 Portion

1 Zwiebel

1 kleine Knoblauchzehe

1 größere Tomate (ca. 150 g)

½ große oder 1 kleine rote Paprikaschote

(ca. 150 g)

Jodsalz, Pfeffer

1 TL Weizenkeimöl

Obstessig

TIPPS UND HINWEISE

Der Salat schmeckt hervorragend und sollte sofort gegessen werden, um das Vitamin C zu erhalten. Er ist eine ideale Beilage zu eisenreichen pflanzlichen Gerichten (zum Beispiel mit Hülsenfrüchten).

Zubereitung

Zwiebel und Knoblauch schälen und in Ringe beziehungsweise klein schneiden. Tomate und Paprikaschote waschen, putzen, Tomaten vom Stielansatz, Paprika von Kernen und weißen Rippen befreien, in feine Streifen, Tomate in Scheiben schneiden. Alles miteinander mischen und mit den Gewürzen, Essig und Öl abschmecken.

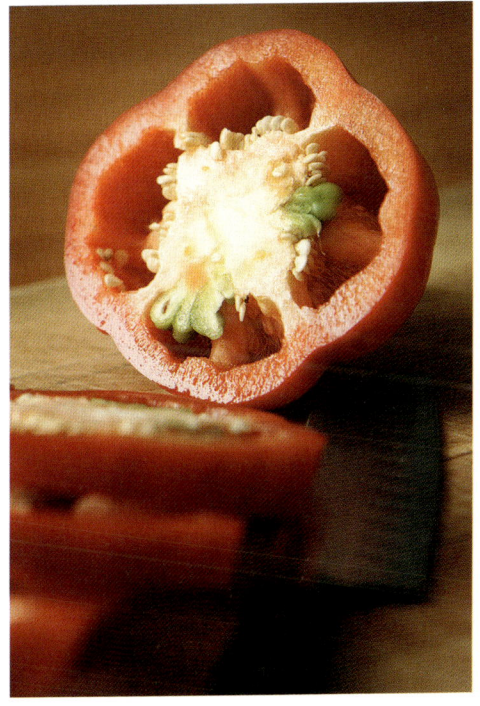

Gemüsesuppe à la Flemmer

Für die schlanke Linie

Arbeitszeit: ca. 60–75 Minuten

Eine Portion enthält:

147 kcal

Zutaten für 10 Portionen

250 g Sojabohnen (Trockenware, alternativ andere Hülsenfrüchte wie Kichererbsen oder Linsen)

250 g Zwiebeln

3 mittelgroße Knoblauchzehen

1 TL Olivenöl

6 lange Frühlingszwiebeln oder

1–2 Stangen Lauch

ca. 500 g Tomaten

1 kleiner Weißkohl

2 grüne Paprika

50 g Sellerie oder Staudensellerie

300 g Möhren

6 EL gehäufte, fertige Gemüsebrühe

3 l Wasser

Curry, (Kräuter-)Salz und Pfeffer nach Geschmack, reichlich Schnittlauch

Zubereitung

Am Vorabend Sojabohnen in Wasser einweichen (gut mit Wasser bedeckt, ergeben etwa 1 l Volumen), am nächsten Tag Einweichwasser wegschütten, Sojabohnen mit Wasser abspülen und mit etwa der doppelten Menge Wasser in einen Schnellkochtopf geben, verschließen, erhitzen. Sobald das Gefäß dicht ist, kann der Herd ausgeschaltet werden. Die Bohnen sind dann bissfest, sollten aber in dieser Form noch nicht gegessen werden. Gefäß abkühlen lassen, die Bohnen mit dem Wasser können dann weiterverarbeitet werden.

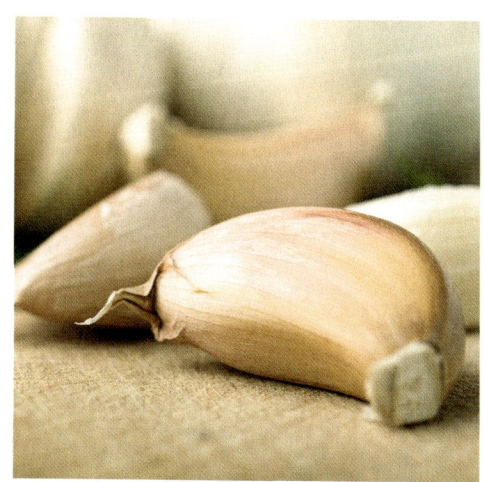

Das Gemüse waschen, putzen und in kleine Stücke schneiden. Zwiebel und Knoblauch schälen, klein schneiden oder raspeln, dann in einem großen Topf mit dem Öl anbraten. Weißkohlschnitzel ebenfalls anbraten. Mit dem Kochwasser der Sojabohnen aufgießen und Gemüsebrühe sowie das klein geschnittene Gemüse und die Sojabohnen hinzugeben. Aufkochen und 10–15 Minuten bei niedriger Hitze garen. Mit den Gewürzen abschmecken. Schnittlauch waschen, in feine Röhrchen schneiden und darüberstreuen.

TIPPS UND HINWEISE

Genießen nach Lust und Laune!
Die Suppe kann man als Schlankheitssuppe bezeichnen, da sie sehr wenig Kalorien enthält, das heißt, Sie können davon nahezu so viel essen, wie Sie wollen. Auf diese Weise vermeiden Sie ein Hungergefühl. Wenn Sie wenig Zeit haben, können Sie auf vorgefertigte Gemüsemischungen zurückgreifen. Sehr gut schmeckt beispielsweise eine Mischung mit Mais, Erbsen, Möhren und Blumenkohl. Tomaten müssen nicht unbedingt dabei sein. Würzen kann man je nach Geschmack mit Kräutersalz, unter Zugabe natriumfreier Suppenbrühe, fertiger Gemüsebrühe etc. Je nach Geschmack kann man mit der Zeit eine ideale Suppe kreieren, die wirklich gut schmeckt. Da der Körper das Wasser erst einmal speichert, ist mit Gewichtsverlust frühestens am übernächsten Tag zu rechnen.

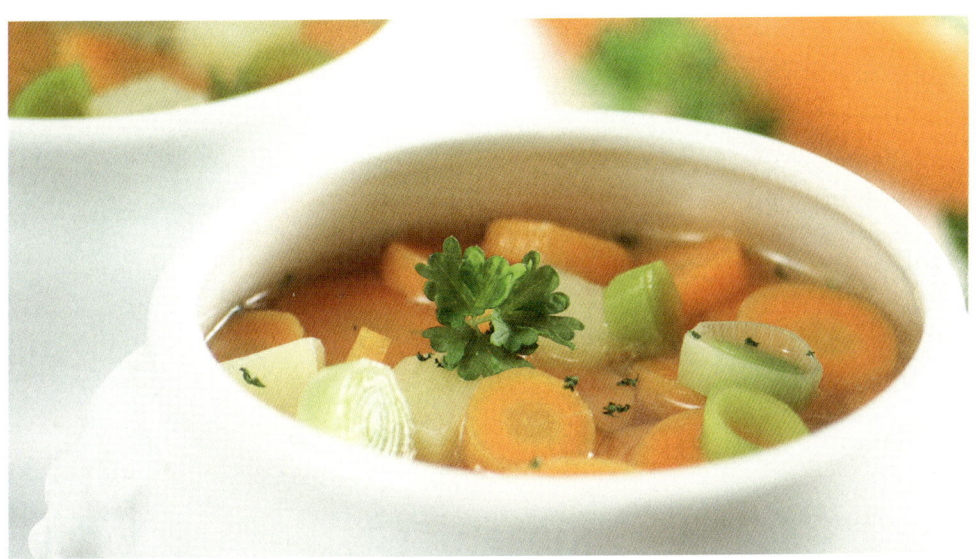

Pommes frites
Für Kalorienbewusste

Arbeitszeit: ca. 50 Minuten

Eine Portion enthält:

440 kcal

Zutaten für 1 Person

ca. 500 g gewaschene Kartoffeln

evtl. kleine Prise Salz oder Kräutersalz

1 EL Olivenöl

Zubereitung

Kartoffeln ungeschält oder geschält (je nach Geschmack) in ca. ½ cm dicke Scheiben schneiden und in ebenso dicke Streifen. Kartoffelschnitten in einer Schüssel mit Olivenöl und gegebenenfalls mit Salz (theoretisch unnötig, da die Pommes auch so schmecken, wenn nicht, evtl. erst nachträglich zugeben) mischen.

Den Backofen auf 200 °C einstellen bzw. bei Umluft auf 180 °C. Kartoffeln auf einem mit Backpapier ausgelegten Backblech verteilen und in mittlerer Höhe 15 Minuten auf der einen Seite und weitere 15 Minuten auf der anderen Seite erhitzen. Dabei müssen die Kartoffeln frei und nicht übereinander liegen (d. h. maximal etwa 500 g pro Blech), sonst kleben sie zusammen und schmecken nicht mehr nach Pommes.

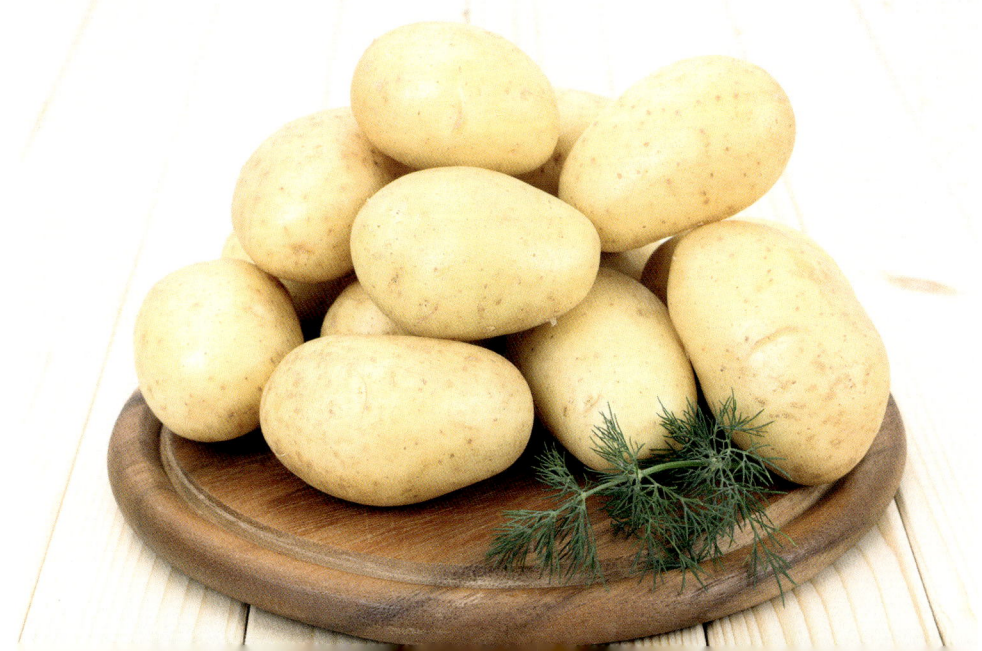

Brokkolispaghetti
Reich an sekundären Pflanzenstoffen

Arbeitszeit: 30–40 Minuten

Eine Portion enthält:

306 kcal

Zutaten für 4 Personen

800 g Brokkoli

250 g Sahne oder Crème fraîche

7 EL Parmesan (ca. 75 g) oder geriebenen Emmentaler

Pfeffer, Muskat, evtl. Salz

evtl. gekörnte Gemüsebrühe

Spaghetti

Zubereitung

Brokkoli waschen, trockene Enden des Strunks, holzige Teile und schlechte Stellen des Gemüses entfernen. Brokkolistiele in Scheiben schneiden und dünsten, bis sie weich sind (ca. 10–15 Minuten), dafür ausreichend Wasser verwenden, um die Konsistenz der Soße zu steuern.

Nudeln für Spaghetti aufstellen und kochen.

Brokkoliröschen klein schneiden, einige beiseitestellen und die restlichen etwa zwei Minuten mitdünsten. Brokkoli pürieren, mit der Sahne, dem Pfeffer und Käse vermischen, Käse schmelzen lassen, die zur Seite gestellten Brokkoliröschen unterrühren, evtl. mit Gemüsebrühe etwas verfeinern (dann ist auch kein Salz nötig). Da der Käse möglicherweise ebenfalls zum Würzen reicht, kann auch hier das Salz eingespart werden. Soße zu den Nudeln reichen.

TIPPS UND HINWEISE

Die Soße wird kalorienärmer, wenn Sie anstelle von Schlagsahne Sojasahne verwenden. Sie hat statt 306 kcal/100 g nur 167 kcal/100 g. Achten Sie darauf, dass diese Sahne nicht gesüßt ist.

Schnelles Fischgericht

Kalorienarm

Arbeitszeit: ca. 5 Minuten

Eine Portion enthält:

120 kcal

Zutaten für 1 Portion

ca. 150 g Seelachsfilet (frisch oder aufgetaut) oder anderes Seefischfilet

Kräutersalz oder Fischgewürz

Zubereitung

Fischfilet unter fließendem Wasser abwaschen. Entweder etwa zehn Minuten grillen oder mit wenig Fett und Wasser dünsten. Mit Kräutersalz würzen.

TIPPS UND HINWEISE

Reichen Sie dazu Pellkartoffeln sowie frischen Salat – und Sie haben ein ideales Gericht zum Abnehmen mit Omega-3-Fettsäuren und (im Falle von Seefisch) natürlichem Jod.

Geräucherter Aal mit Kartoffeln und Salat

Vitamin-D-reich – wichtig im Winter

Arbeitszeit: ca. 15–20 Minuten

Eine Portion enthält:

464 kcal

Zutaten für 1 Portion

100 g geräucherten Aal

150 g Pellkartoffeln

Zubereitung

Kartoffeln – geschält oder ungeschält, je nach Geschmack – kochen und anschließend je nach Kalorienbedarf evtl. braten. Zum geräucherten Aal reichen.

Dazu schmeckt ein Salat der Saison mit Jodsalz, Pfeffer, Obstessig oder Balsamico nach Geschmack, einem Spritzer Zitronensaft, Weizenkeim- oder Sonnenblumenöl.

Obstsalat
Vitamine für den Herbst und Winter

Arbeitszeit: ca. 15–25 Minuten

Eine Portion enthält:

ca. 283 kcal

Zutaten für 2 Personen

1 kleiner Apfel (ca. 120 g)

1 Banane (ca. 150 g)

1 Kiwi (ca. 100 g)

1–2 Mandarinen (ca. 100 g) oder eine Orange

½ Becher Naturjoghurt (1,8 % Fett oder

weniger; wer sich mehr leisten kann oder will:

Fruchtjoghurt)

2 EL Haferflocken

1 EL Sesamkörner

je 1 EL Sonnenblumenkerne und

Weizenkeime

Saft einer kleinen Orange

Zubereitung

Haferflocken und Weizenkeime mit dem Joghurt vermischen. Mandarine schälen und zerkleinern.

Kiwi schälen und in Scheiben schneiden. Apfel waschen, Kerngehäuse entfernen und raspeln oder klein schneiden, dann unter die Joghurtmischung rühren. Banane mit einer Gabel zerdrücken oder in Scheiben schneiden. Die vorbereiteten Früchte mit den Sonnenblumenkernen unter die Joghurtmischung rühren.

Den Salat mit dem Saft einer Orange abschmecken.

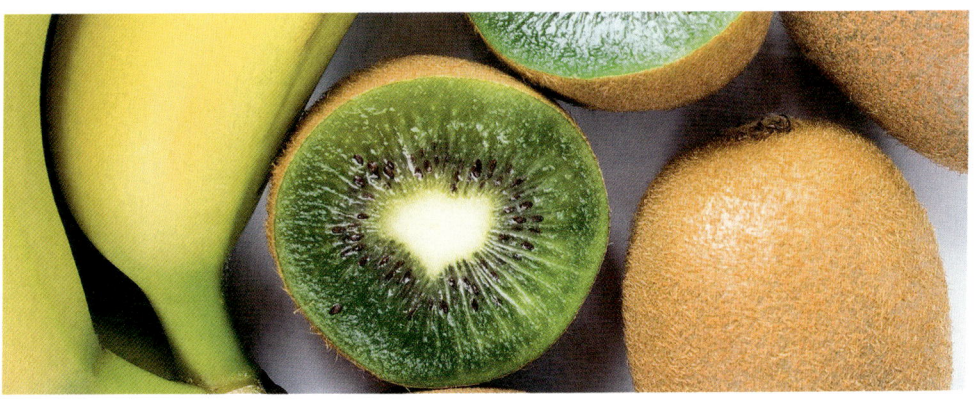

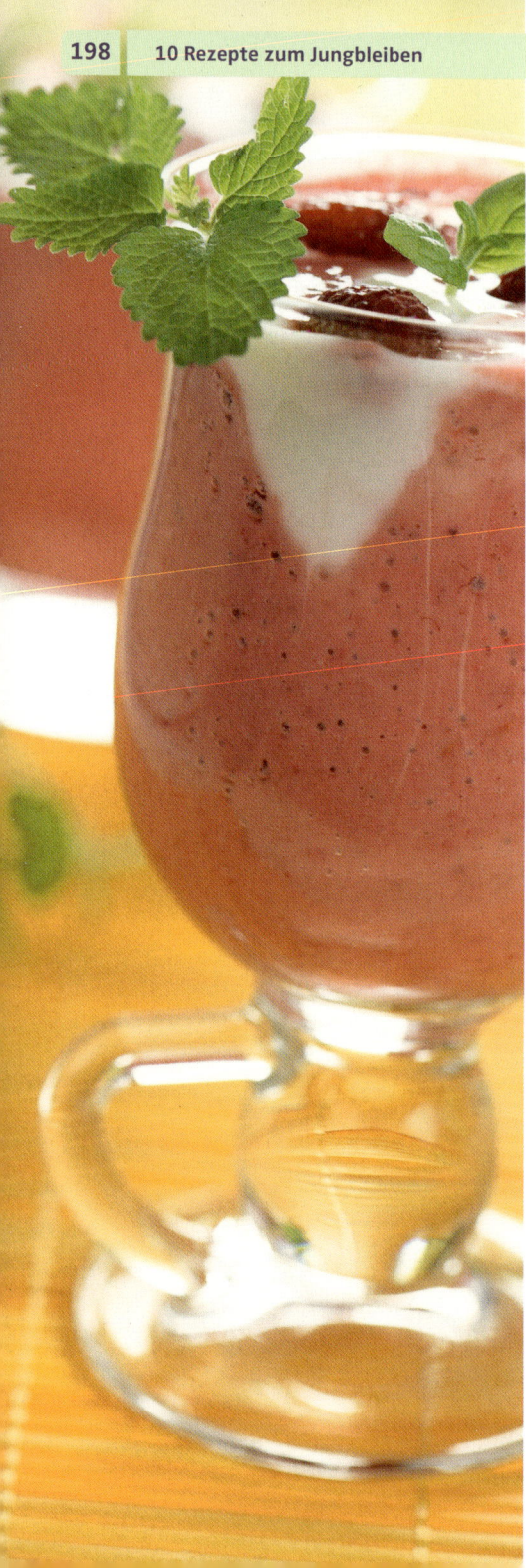

Erdbeermousse

Köstlich und gesund!

Arbeitszeit: ca. 15 Minuten

Eine Portion enthält:

227–287 kcal

Zutaten für 2–3 Personen

250 g Erdbeeren (am besten frisch, sonst Gefriergut)

etwas Vanillezucker

eine knappe Prise Salz

80–150 g Magerquark (mehr Quark gestaltet die Mousse fester, weniger cremiger und evtl. flüssiger)

100 g Magerjoghurt, natur

50 g Puderzucker

2–3 Eiweiß

Zubereitung

Erdbeeren waschen und verlesen, mit etwas Vanillezucker bestreuen und diesen einwirken lassen.

Quark mit Salz und Joghurt verrühren, Puderzucker unterrühren. Eiweiß steif schlagen. Beides vorsichtig unter die Quarkmasse heben. Von den Erdbeeren einige zum Verzieren zur Seite stellen, etwa 40–50 g als ganze Früchte unter die Quarkmasse heben, den Rest pürieren.

Nach Möglichkeit sofort genießen.

Kirschkuchen à la Jürgen

Arbeitszeit: ca. 20–30 Minuten

Ein Stück enthält:

155 kcal mit Zucker, 102 kcal mit Stevia

Zutaten für ca. 16 Stücke

Fett und Backpapier für die Form

500 g Dosen- oder Glasfrüchte

(z. B. 1 Glas Kirschen, abgetropft,

oder 500 g Fruchtcocktail)

oder frische Früchte wie Aprikosen

oder Trauben

evtl. ca. 30 g Rosinen

2 EL Zitronensaft

4 Eier

170 g Zucker (alternativ: ca. 3–6 ml Stevia)

750 g Magerquark

1 Prise Salz

100 g Mehl

½ Päckchen Backpulver

evtl. Puderzucker zum Bestäuben

1 Päckchen Vanillezucker (8 g)

200 ml Magermilch

Zubereitung

Dosen- beziehungsweise Glasobst (Kirschen, Cocktail) abtropfen lassen. Frische Früchte kurz vorher reinigen und in Stücke schneiden, evtl. bei Kirschen aus dem Glas zwei Äpfel (gewaschen, Kerngehäuse entfernt und in feine Spalten geschnitten) unter den Teig mischen.

Eine Springform mit Backpapier auslegen (auch die Seitenränder).

Eier, Zucker, Vanillezucker, Zitronensaft und Salz ca. acht Minuten schaumig rühren. Den Quark und die Milch unterrühren. Mehl mit dem Backpulver mischen und unter die Teigmasse heben. Das Obst zur Hälfte untermischen. Den Teig in die Form streichen. Das restliche Obst darauf verteilen und im nicht vorgeheizten Herd bei 170 °C (Umluft 150 °C) ca. 50 Min. backen.

TIPPS UND HINWEISE

Der Kuchen lässt jede Menge Spielraum, sei es von der Verwendung entsprechender Obstsorten als auch vom Kaloriengehalt her. Wie bei Zucker muss man auch bei Stevia testen, ob das Ergebnis süß genug ist oder nicht. Dieser Kuchen ist ideal, wenn man abnehmen und nicht auf die „süße kleine Nachspeise" oder den Kuchen zum Kaffee verzichten will. Zum Teig wird aus diesem Grunde kein Fett hinzugegeben. Vom Quark kann man mehr oder weniger zugeben – mehr bedeutet zusätzliches Eiweiß, weniger mehr Kuchensubstanz.

Bibliografische Information der Deutschen Nationalbibliothek
Die Deutsche Nationalbibliothek verzeichnet diese Publikation in der
deutschen Nationalbibliografie; detaillierte bibliografische Daten sind im
Internet über http://dnb.ddb.de/ abrufbar.

ISBN 978-3-89993-523-3

Fotos:
Umschlag: Titelfoto: Corbis; hintere Umschlagklappe (innen): Igor Dutina –
123rf.com; hintere Umschlagklappe (außen): Hansich – Fotolia.com
123rf.com: Elke Dennis: 1, 131; Marlena Zagajewska: 4; Cathy Yeulet: 6/7, 22, 25, 28,
113, 37; Milos Jokic: 11; Yuri Arcurs: 13, 97; Marlena Zagajewska: 27; Svetlana
Kolpakova: 32/33; Ingrid Balabanova: 35; Maria Gritsai: 37; Iakov Kalinin: 40; Yulia
Saponova: 49; Mara Zemgaliete: 50; svl861: 53; InÃ¡cio Pires: 66; Alexandre
Dvihally: 67; Alena Brozova: 69; Elena Elisseeva: 75, 82, 107, 179; Chode: 91;
Torsten Schon: 101; Lilyana Vynogradova: 104; Elisabeth Coelfen: 115; Karen
Appleyard: 116; Antonio Munoz Palomares: 124; Olar: 127; Tobi: 143; Anopdesign-
stock: 146; Anthony Douanne: 165; Monika Adamczyk: 169; Isabel Poulin: 171;
Olga Miltsova: 175; Adam Ward: 180; Viktorija Kuprijanova: 187; Ewa Brozek: 195;
Mariya Herasymenko: 197; Robert Anthony: 200
Fotolia.com: Emmi: 17, 80; Meddy Popcorn: 19; AGphotographer: 30; Andrzej
Bardyszewski: 46; Inga Nielsen: 55, 72; victoria p.: 58; Elypse: 84; Liv Friis-larsen:
88/89, 103; Andreas F.: 95; StefanieB.: 110; Dailyfood: 123; Robert Kneschke: 133;
Brebca: 141; Sterneleben: 147; victoria p.: 161; JJAVA: 173; Maram: 183; Monika
Adamczyk: 194; Pawel Strykowski: 198
iStockphoto.com: photolog: 2/3; iconogenic: 9; WendellandCarolyn: 15; Kelly Cline:
42; Hlphoto: 45; Annabobrowska: 62; Elena Elisseeva: 79, 149; Sieto Verver: 86; Liv
Friis-Larsen: 119; Floortje: 135; BasieB: 153; Kelly Cline: 159; Santje09: 162; Julien
Bastide: 188/189; Vladimir Vladimirov: 190; Robert Linton: 191; Marek Mnich: 192;
Barbara Pheby: 193
MEV: 176

Eine Übersicht der in diesem Buch verwendeten Quellen kann beim
Verlag angefordert werden.

© 2011 Schlütersche Verlagsgesellschaft mbH & Co. KG
Hans-Böckler-Allee 7, 30173 Hannover
www.schluetersche.de

Covergestaltung: Kerker + Baum Büro für Gestaltung, Hannover
Innengestaltung: Groothuis, Lohfert, Consorten, Hamburg
Satz: Die Feder Konzeption vor dem Druck GmbH, Wetzlar
Druck und Bindung: Grafisches Centrum Cuno GmbH & Co. KG, Calbe
Hergestellt in Deutschland.